Parodontaltherapie

Zugang Lappenchirurgie

ScienciaScripts

Imprint

Any brand names and product names mentioned in this book are subject to trademark, brand or patent protection and are trademarks or registered trademarks of their respective holders. The use of brand names, product names, common names, trade names, product descriptions etc. even without a particular marking in this work is in no way to be construed to mean that such names may be regarded as unrestricted in respect of trademark and brand protection legislation and could thus be used by anyone.

Cover image: www.ingimage.com

This book is a translation from the original published under ISBN 978-620-7-46738-9.

Publisher:
Sciencia Scripts
is a trademark of
Dodo Books Indian Ocean Ltd. and OmniScriptum S.R.L publishing group

120 High Road, East Finchley, London, N2 9ED, United Kingdom
Str. Armeneasca 28/1, office 1, Chisinau MD-2012, Republic of Moldova, Europe

ISBN: 978-620-7-30393-9

Rika Singh
Akanksha Singh

Parodontaltherapie

INHALT

EINFÜHRUNG

Zahnfleisch- und Parodontalerkrankungen in ihren verschiedenen Formen haben die Menschheit seit Anbeginn der Geschichte geplagt. Parodontalerkrankungen sind durch den Verlust des Bindegewebsattachments gekennzeichnet, der durch das Vorhandensein von Parodontalpathogenen im Sulcus gingivalis verursacht wird. Die Zerstörung des parodontalen Gewebes schreitet in apikaler Richtung fort und betrifft alle parodontalen Gewebe: Zement, parodontales Ligament und Alveolarknochen. Der Grad des Fortschreitens einer Läsion wird von mehreren Faktoren beeinflusst: Entzündungsreaktion, Art der vorhandenen Bakterien, organische Bedingungen und lokale Faktoren.[21]

Ziel der Parodontaltherapie ist es, die Gesundheit und Funktion des Zahnhalteapparats wiederherzustellen und das natürliche Gebiss ein Leben lang zu erhalten. Diese Therapie hat sich im Laufe der Jahre weiterentwickelt und umfasst eine nicht-chirurgische Phase und eine chirurgische Behandlung mit anschließender regelmäßiger Erhaltungstherapie. Die konventionelle nicht-chirurgische Parodontaltherapie besteht aus einem mechanischen supra- und subgingivalen Zahndebridement und der Anleitung zu selbst durchgeführten Maßnahmen der Mundhygiene. Diese Maßnahmen zielen darauf ab, die bakterielle Belastung zu reduzieren und die mikrobielle Zusammensetzung in Richtung einer gesundheitsfördernden Flora zu verändern. Eine nicht-chirurgische Therapie kann oft ausreichen, um die Anzeichen und Symptome leichter Parodontalerkrankungen zu beseitigen.

In Fällen oder an Stellen mit mittelschwerer bis fortgeschrittener Erkrankung treten jedoch auch nach einer nicht-chirurgischen Behandlung häufig weiterhin Entzündungszeichen auf. Wenn die parodontale Sondierungstiefe ausreichend tief ist, kann eine nicht-chirurgische Behandlung unwirksam sein, wenn es darum geht, die Gesundheit herzustellen oder das Wiederauftreten der Krankheit zu verhindern[39]. Die kritische Sondierungstiefe für die Lappenchirurgie beträgt 4,2 mm. In solchen Fällen ermöglicht der chirurgische Zugang zu den verschiedenen Komponenten des Zahnhalteapparats ein gründlicheres Wurzeldebridement und die Schaffung eines oralen Milieus, das sowohl für den Patienten als auch für den Zahnarzt leichter zu erhalten ist, um die Wiederherstellung der parodontalen Gesundheit zu unterstützen. Darüber hinaus bietet die chirurgische Behandlung die Möglichkeit, zerstörtes Parodontalgewebe zu rekonstruieren und die verschiedenen mukogingivalen und anatomischen Anomalien zu korrigieren, die auftreten können. Im Wesentlichen ist die Parodontalchirurgie eine unersetzliche therapeutische Modalität, die beherrscht werden muss, um die Zahngesundheit wirksam zu behandeln.[39]

Die Parodontalchirurgie umfasst eine Erstbehandlung, bei der die ursprüngliche Ursache der Parodontalerkrankung beseitigt wird, und eine endgültige Operation, bei der ein Umfeld geschaffen wird, das der langfristigen Gesundheit und Pflege förderlich ist. Die Erstbehandlung der Parodontalerkrankung besteht aus Scaling, Wurzelglättung, Polieren und häuslicher Zahnpflege. Verfahren zur Beseitigung der ursächlichen Faktoren der Parodontalerkrankung sind die geschlossene Kürettage und die Lappenkürettage, die ein Debridement und die Beseitigung von Läsionen beinhalten. Darüber hinaus können auch nach Abklingen der Infektion ästhetische Probleme aufgrund von Attachmentverlust oder unregelmäßiger Knochenmorphologie auftreten. In solchen Fällen ist eine parodontalchirurgische Behandlung erforderlich, um neben der Beseitigung der ursprünglichen Faktoren und Läsionen auch das parodontale Umfeld zu verbessern.[43]

Bei der Behandlung von Parodontalerkrankungen ist die Hauptindikation für einen chirurgischen Eingriff der direkte Zugang und die Sichtbarkeit der Zahnwurzeln und der begleitenden knöchernen Deformitäten, die vorhanden sein können. Ein gründliches Débridement der Zahnwurzeln und der knöchernen Defekte ist die Grundlage aller parodontalen Lappenoperationen zur Behandlung von Parodontitis. Die Lappen sollten so gestaltet sein, dass sie möglichst viel keratinisiertes Zahnfleischgewebe enthalten, um eine funktionelle Zone mit anhaftender keratinisierter Gingiva aufrechtzuerhalten und unnötige Sekundäreingriffe zu vermeiden.[10] Dabei sollte der Kliniker mit den verschiedenen Arten von Parodontallappen, ihren Indikationen und Kontraindikationen sowie der Art und Weise, wie diese Lappen genäht werden können, um die gewünschten therapeutischen Ergebnisse zu erzielen, vertraut sein.[39]

Daher wird in dieser Bibliotheksarbeit der Versuch unternommen, die verfügbare Literatur über parodontale Lappen zu überprüfen.

GESCHICHTLICHER HINTERGRUND
19th **JAHRHUNDERT PARODONTOLOGIE:**

Jahrhundert angewandten parodontalchirurgischen Techniken waren im Wesentlichen Gingivektomien mit geradlinigen Schnitten, gefolgt von einer aggressiven Kürettage zur Entfernung des krestalen Knochens und einer gründlichen Schuppung der

4

Wurzeloberfläche. **Riggs** hatte diese Techniken als barbarisch bezeichnet, obwohl er sie offenbar selbst praktizierte. Solche Operationen wurden unter Vollnarkose mit Chloroform durchgeführt.[8]

Das Verfahren der Gingivektomie geht auf die Römer zurück, die das erkrankte Gewebe verbrannten. **Pierre Fauchard** beschrieb **1742** ein resektives Verfahren und entwickelte ein spezielles Instrumentarium zur Entfernung des überschüssigen Gewebes. Die Technik der Gingivaexzision oder der Entfernung von granulomatösem Gewebe und Knochen wurde im Laufe der Zeit modifiziert und verbessert. [48]

1884 schlug **Robicsek** tiefe Gingivektomien mit Entfernung von Knochen vor. Die Knochenchirurgie war aus einem anderen Grund Teil der Parodontaltherapie: Man ging davon aus, dass der Knochen in den Bereichen der Parodontitis infiziert oder nekrotisch war, so dass die einzig mögliche rationale Behandlung zu dieser Zeit die Entfernung des Knochens war. Die Lappenchirurgie galt damals als radikal, wobei das gesamte Gewebe (außer den Zähnen) in den erkrankten Bereichen entfernt wurde. Die meisten Praktiker, darunter Neumann, G.V. Black, Zentler, Zemsky, Ward und Kirkland, akzeptierten dieses Konzept.[16]

Carl Partsch, Professor für Oralchirurgie an der Universität Berslau, entwickelte in der **zweiten Hälfte des 19. Jahrhunderts** eine Technik zur chirurgischen Behandlung von periapikalen Läsionen und Zysten, die unter örtlicher Betäubung mit Kokain durchgeführt wurde. Das Verfahren umfasste

- Eine gebogene Inzision mit der Konvexität zur Zahnkrone hin, bis heute als Partsch-Inzision bekannt, 1896.

- Das Gewebe wurde getrennt und der Lappen wurde angehoben.

- Nach der Entfernung der Zyste wurde der Lappen wieder in seine ursprüngliche Position gebracht.

In der ersten Hälfte des 20. Jahrhunderts wurden Techniken zur Behandlung von Parodontalerkrankungen auf der Grundlage der klinischen Erfahrung und des Einfallsreichtums des Verfechters vorgeschlagen, um neue technische Ansätze zu entwickeln und neue Instrumente zu entwerfen. Dabei spielten natürlich die persönliche Meinung, die Erfahrung, das Prestige und die Position des Befürworters beim Vorschlagen der Methode eine große Rolle. [8]

20th JAHRHUNDERT PARODONTOLOGIE:

Das Lappenverfahren wurde zu Beginn des 20. Jahrhunderts in die Parodontologie eingeführt.[48]

Nach **1907** wurde empfohlen, den Lappen zu nähen.[8]

Die meisten Fortschritte in der Parodontalchirurgie kamen in dieser Zeit aus Deutschland und den mitteleuropäischen Ländern und werden mit Robert Neumann, Leonard Widman und Cieszynski in Verbindung gebracht: Robert Neumann, Leonard Widman und Cieszynski.

In den Vereinigten Staaten befürworteten mehrere Kliniker ebenfalls chirurgische Techniken für die Behandlung von Parodontalerkrankungen. **G.V. Black (1915), der** für die Entwicklung eines systematischen Ansatzes für die Behandlung von Zahnkaries bekannt ist, wandte sich ebenfalls der Parodontaltherapie zu und schlug eine Technik zur Behandlung von Parodontaltaschen vor.

Blacks Technik war eine Resektionsoperation des Zahnfleisches mit einer geraden Inzision, die dem Boden der Taschen am Knochenrand folgte. Er empfahl die Verwendung eines Kauters oder eines Messers. Black räumte ein, dass die Taschen in einigen Fällen erneut auftreten können, aber in der Regel flacher sind, was eine effektivere Reinigung durch den Patienten ermöglicht. Bei den oberen Schneidezähnen ist die Behandlung wegen des unansehnlichen Aussehens der entblößten Wurzel kontraindiziert. Black erwähnte auch, dass es eine kleine Hoffnung für jene Fälle gibt, in denen sich an den Approximalflächen Taschen von beträchtlicher Tiefe gebildet haben.[8]

Neumann behauptete bereits **1911**, den Mukoperiostlappen in der Parodontalchirurgie einzusetzen. Seine Technik umfasste bis zu sechs Zähne und verwendete vertikale Entlastungsschnitte an den Interdentalpapillen, die bis zur Mukobukkusfalte reichen. Ein dritter Schnitt wurde apikal durch die Zahnfleischfalte bis zum Alveolarkamm geführt und hob sowohl den bukkalen als auch den lingualen Lappen an. Neumann beschrieb seine Technik als "die radikale Behandlung der alveolären Pyorrhoe".[48]

Cieszynski ist es zu verdanken, dass **1914 der** umgekehrte Schrägschnitt in die parodontale Lappenoperation eingeführt wurde. Es ist wichtig anzumerken, dass diese Lappentechniken eine gründliche Entfernung der Zähne, des granulomatösen Gewebes und des Knochens vorsahen.[48]

Eine Abwandlung des Neumann'schen Lappens wurde 1916 von Widman der Scandinavian Dental Association vorgestellt und später von Widman im Jahr 1918 veröffentlicht. Seine Technik umfasste 2 bis 3 Zähne, wobei er 2 vertikale Inzisionen in der Mittellinie der Zähne vornahm, die sich bis zum apikalen Niveau der Zähne erstreckten, um einen trapezförmigen Lappen zu erzeugen. Ein dritter Schnitt mit umgekehrter Schräge wurde parallel zu den Zahnoberflächen 1 mm vom freien Zahnfleischrand bis zum Alveolarkamm geführt und hob sowohl den bukkalen als auch den lingualen Lappen an. Die dritte Inzision verlief durch die Interdentalpapillen an deren höchsten Punkten, wodurch der Lappen ein gewelltes Aussehen erhielt.[48]

1918 beschrieb **Arthur Zentler**, ein New Yorker Zahnarzt, eine Technik, die der Neumann-Technik ähnelte. Sie sah folgendermaßen aus:

- Zwei parallele Inzisionen und eine girlandenförmige Inzision, die den ursprünglichen Girlanden des Zahnfleischs folgt.

- Der Lappen wurde angehoben, um eine Wurzelentfernung und Kürettage zu ermöglichen und das gesamte Granulationsgewebe aus dem Taschenbereich und von der Unterseite des Lappens zu entfernen.

- Trimmen und Glätten aller "infizierten Knochen" mit Meißel und Hammer.

- Die Ränder der Klappen wurden mit einer Schere abgeschnitten.

- Es wurden vertikale oder interdentale Nähte gelegt.[8]

Im **Jahr 1926** stellte **James L. Zemsky** eine Technik vor, die als "Open-View-Operation" bezeichnet wurde und bei der es sich um eine Lappentechnik zur Entfernung von "infizierten und scharfen Knochenkanten" handelte.[8]

Im Jahr **1931** beschrieb **Kirkland** offenbar als Erster ein Lappenverfahren zum Zweck der Wiederanheftung. Er verwendete den von Neumann 1920 entworfenen grundlegenden gingivalen Mukoperiostlappen für den ursprünglichen Lappen, aber anstatt den

Lappen für die chirurgische Tascheneliminierung zu beschneiden, versuchte er, die spaltförmige Epithelauskleidung und das entzündete Bindegewebe durch Kürettage des Lappens zu entfernen. Seine Methode wurde als "offene subgingivale Kürettage" verwendet.[15]

Olin Kirkland stellte die modifizierte Lappenoperationstechnik im Jahr **1932** vor. Sie wurde bei isolierten tiefen parodontalen Läsionen eingesetzt. Das Verfahren bestand in der mesiodistalen Spaltung der Papille des betroffenen Raums und der Retraktion der Gingiva mit Separatoren, um den Bereich offen zu halten, gefolgt von der Wurzelbehandlung und der Entfernung des gesamten Granulationsgewebes auf dem Weichgewebelappen mit einer Zange und dem Verschluss der Wunde mit einer Naht. Ein Verband, bestehend aus einem Teil Klebewachs und drei Teilen Bienenwachs, wurde mit einem Kamelhaarpinsel auf den Bereich aufgetragen.[8]

1954 beschrieb **Nabers** ein Verfahren, das er "Repositionierung der befestigten Gingiva" nannte. Zum ersten Mal wurde ein Mukoperiostlappen nach der Behandlung apikal positioniert.[48]

1957 schlug **Nabers** vor, die marginale Beschneidung der Gingiva durch eine interne Inzision vom Gingivarand zum Alveolarkamm zu ersetzen. Dies führte zu einem dünneren Gingivarand, der apikal positioniert und locker vernäht wurde, ohne den Alveolarknochen freizulegen.[48]

1957 modifizierten **Ariaudo und Tyrrell** die Technik von Nabers durch die Verwendung von 2 vertikalen Entlastungsinzisionen, was eine größere Flexibilität beim Lappenmanagement ermöglichte. Der einzige Unterschied zwischen dieser Technik und der von **Widman** vorgeschlagenen war die apikale Positionierung. Die gleichen Autoren empfahlen später kleine vertikale Inzisionen durch den Lappen in der Mitte der Interproximalräume. Dadurch konnten die Lappen kollabieren. Die dadurch entstehenden Vertiefungen würden eine gute Gingivakontur begünstigen.[48]

Im Jahr **1962** prägte **Friedman** den Begriff "apikal repositionierter Lappen". Er beschrieb die Verwendung einer inversen, abgeschrägten Inzision zur Ausdünnung des marginalen Gewebes und der Papillen. Dieser Ausdünnungsschnitt beseitigt dicke Zahnfleischränder und Papillen mit großen dreieckigen Stücken von Interdentalgewebe.[14]

Nach **Robinson (1966)** sind die an die distalen Wurzeloberflächen der zweiten und dritten Molaren angrenzenden Parodontaltaschen Aspekte der Parodontaltherapie, die schwierig zu lösen sind und von vielen Parodontologen häufig abgelehnt werden. Die parodontale Tasche an der distalen Oberfläche von Molaren kann aufgrund der Anatomie dieses Bereichs extrem tief sein. Wenn die Tasche tiefer wird, ist die Tiefe größer als in anderen Bereichen und die Unzugänglichkeit des Bereichs führt dazu, dass die mechanische Kontrolle der bakteriellen Plaque durch den Patienten nicht möglich ist. Unter Berücksichtigung dieser Aspekte entwickelte er das Distal Wedge-Verfahren zur Behandlung von Parodontaltaschen an den distalen Flächen der Backenzähne. Bei dieser Technik werden Inzisionen mit interner Abschrägung verwendet, um Zugang zum Knochengewebe zu erhalten, die befestigte Gingiva zu schonen, die parodontalen Taschen zu beseitigen, die Heilungszeit zu verkürzen und die postoperativen Schmerzen zu minimieren.[45]

Ramfjord und Nissle (1974), die sich um den Erhalt des Knochengewebes, einen perfekten Verschluss der Lappen mit minimaler

Wurzelfreilegung und die Erleichterung der Mundhygiene durch den Patienten bemühten, modifizierten die ursprünglich von Widman (1916) beschriebene Technik und machten sie zu einem konservativen Verfahren. Die Änderungen bestanden darin, dass die Primer-Inzision parallel zur Längsachse des Zahns und in Richtung des Knochenkamms verläuft und die Intra-Sulkula-Inzision (sekundäre Inzision) um die Zahnflächen herum durchgeführt wurde. Nach Anheben der Lappen wurde der gelockerte Gewebekragen am Alveolarkamm entfernt. Mit diesen Modifikationen wird versucht, die Höhe des Zahnfleisches zu erhalten, die Ästhetik zu bewahren, die Reparatur durch langes Verbindungsepithel zu gewährleisten und außerdem die vom Patienten durchgeführte mechanische Kontrolle der bakteriellen Plaque zu erleichtern. [37]

Die Lappenchirurgie wurde von Carranza und Ramjford 1979 ausführlich beschrieben. Im Jahr 1979 klassifizierte Carranza den Lappen in Voll- und Teillappen. Im Jahr 1990 klassifizierte Carranza die Lappen erneut nach ihrer Lage am Ende eines chirurgischen Eingriffs. Es handelt sich um reponierte, positionierte oder verschobene Lappen. Eine weitere Klassifizierung der Lappentypen wurde 1979 von Ramfjord vorgenommen, der die Verfahren der parodontalen Lappenchirurgie nach dem Hauptzweck des Eingriffs einteilte, wie z. B. Lappen zur Tascheneliminierung, Lappenchirurgie zur Wiederbefestigung und mukogingivale Reparatur. [15]

DEFINITION:

Ein parodontaler Lappen ist definiert als ein Abschnitt der Gingiva und/oder Schleimhaut, der chirurgisch von den darunter liegenden Geweben abgetrennt wird, um die Sichtbarkeit und den Zugang zu Knochen und Wurzeloberfläche zu ermöglichen. (**Carranza10**[th] **Edition**).

Gemäß AAP, Glossary of Periodontal Terms, 2001, 4th edition-
Flap ist definiert als die Abtrennung eines Gewebeabschnitts vom umgebenden Gewebe, außer an seiner Basis.

Laut Merriam-Webster's Dictionary ist ein Lappen definiert als ein Stück Gewebe, das teilweise von seinem Ursprungsort abgetrennt wird, um es für chirurgische Transplantationen zu verwenden.

Nach Dorlands Medizinischem Wörterbuch ist ein Lappen definiert als eine Gewebemasse, in der Regel einschließlich der Haut, die nur teilweise von einem Körperteil entfernt wird, so dass sie während der Übertragung auf eine andere Stelle ihre eigene Blutversorgung behält.

KLASSIFIZIERUNG VON KLAPPEN:

BASIEREND AUF DER KNOCHENFREILEGUNG NACH LAPPENSPIEGELUNG:

A) Lappen in voller Dicke (mukoperiosoteal) - Hierbei wird das gesamte Weichgewebe zusammen mit dem Periost gespiegelt, um den darunter liegenden Knochen freizulegen. Diese vollständige Freilegung des darunter liegenden Knochens und der Zugang zu ihm ist indiziert, wenn eine knöcherne Resektion oder Regenerationsoperation in Betracht gezogen wird.

B) Teilweise Dicke (Split Thickness) - Hier sind nur das Epithel und eine Schicht des darunter liegenden Bindegewebes eingeschlossen. Der Knochen bleibt von einer Bindegewebsschicht, einschließlich des Periosts, bedeckt. Dies ist angezeigt, wenn der Lappen apikal positioniert werden soll oder wenn der Operateur den Knochen nicht freilegen möchte. [33]

AUF DER GRUNDLAGE DER LAPPENPLATZIERUNG NACH DER OPERATION:

A) Nicht verlagerter Lappen - wenn der Lappen in seine ursprüngliche Position zurückgebracht wird, z. B. bei konventionellen Lappen, periapikalen Operationen usw.

B) Versetzter Lappen - wird apikal, koronal oder lateral in seine ursprüngliche Position gebracht.

Sowohl der partielle als auch der vollständige Lappen können verschoben werden, aber dazu muss die befestigte Gingiva vollständig vom darunter liegenden Knochen getrennt werden, damit der nicht befestigte Teil der Gingiva beweglich ist.[33]

AUF DER GRUNDLAGE DER VERWALTUNG DER PAPILLE:

- Konventioneller Lappen - Die interdentale Gingiva wird unterhalb des Kontaktpunkts der beiden sich annähernden Zähne gespalten, um die Spiegelung des bukkalen und des lingualen Lappens zu ermöglichen. Die Inzision ist gewellt, um die Gingivamorphologie mit so vielen Papillen wie möglich zu erhalten, z. B. modifizierter Widman, apikal verschoben und Lappen für rekonstruktive Zwecke.

- Papillenerhaltungslappen - Die gesamten Papillen werden in einen der Lappen integriert. Dies geschieht durch spaltförmige interdentale Inzisionen, um das Bindegewebsattachment zu lösen, und eine horizontale Inzision an der Basis der Papillen, wobei diese mit dem Lappen verbunden bleibt.[33]

NACH FRANKLIN. S. WEINE:

A. Semilunar

B. Vollständig vertikal

C. Leubke-Oschenbein.[19]

NACH OTTOHOFER 1935:

A. Csernyi-Lappen oder Osteoplastischen-, bei dem ein Lappen mit partieller Dicke angehoben wird und das Periost und der intakte Knochen über dem Bereich der Läsion selektiv angehoben werden.

B. Periostalplastische Lappen

    a. Pichlerklappe

    b. Wassmund-Klappe.

Bei beiden Techniken werden die Lappen gespalten und in die Knochenhöhle geschichtet, um eine Drainage zu schaffen, die interne und externe Granulation zu stimulieren und die Heilung zu fördern. Bei der Pichler-Technik wird der Lappen gespalten, bevor die Wurzelspitze freigelegt und die Läsion entfernt wird. Bei der Wassmund-Technik wird der Lappen gespalten, nachdem die Wurzelspitzenbehandlung abgeschlossen ist.[19]

BEHANDLUNGSENTSCHEIDUNGEN FÜR WEICH- UND HARTGEWEBETASCHEN IN DER LAPPENCHIRURGIE:

Bei der Klassifizierung der verschiedenen Lappenverfahren, die bei der Behandlung von Parodontalerkrankungen eingesetzt werden, wird häufig zwischen Methoden, die das marginale Gewebe betreffen, und solchen, die den mukogingivalen Bereich einbeziehen, sowie zwischen gewebeentfernenden/resektiven Varianten und gewebeerhaltenden/rekonstruktiven Typen (Zugangslappen für das

14

Debridement) unterschieden. Diese Klassifizierungen scheinen jedoch nicht präzise zu sein, da bei der Behandlung einzelner Fälle mehrere Techniken kombiniert werden und es keine eindeutige Beziehung zwischen den Krankheitsmerkmalen und der Auswahl der chirurgischen Methoden gibt. Daher ist es sinnvoller, die chirurgische Therapie im Hinblick auf die Behandlung von

- Die Weichteilkomponente
- Die Hartgewebskomponente der parodontalen Tasche an der jeweiligen Zahnstelle

1) **DIE WEICHTEILKOMPONENTE:** Je nach der verwendeten Operationstechnik können die Weichteillappen

- Apikal auf der Höhe des Knochenkamms positioniert (ursprünglicher Widman-Lappen, Neumann-Lappen und apikal repositionierter Lappen)
- Beibehaltung der koronalen Position (Kirkland-Lappen, modifizierter Widman-Lappen und Papillenerhaltungslappen)

Der Unterschied in der endgültigen Positionierung des Gingivarands zwischen den chirurgischen Techniken ist auf die knöcherne Rekonturierung zurückzuführen. Unabhängig von der Positionierung des Lappens sollte das Ziel darin bestehen, eine vollständige Abdeckung des Alveolarknochens durch Weichgewebe zu erreichen, und zwar nicht nur an bukkalen/lingualen Stellen, sondern auch an den proximalen Stellen. Daher sollten die Inzisionen so geplant werden, dass dieses Ziel erreicht wird.[26]

2. **DIE HARTGEWEBSKOMPONENTE DER PARODONTALEN TASCHE AN DER JEWEILIGEN ZAHNSTELLE:** Bei der konventionellen Parodontalchirurgie würde

man sich in der Regel für die Umwandlung eines intraossären Defekts in einen supossären Defekt durch eine apikale Repositionierung des Weichgewebes entscheiden. Es gibt eine Reihe von Faktoren, die bei der Behandlungsentscheidung berücksichtigt werden müssen, wie z. B.:

- Ästhetik
- Betroffener Zahn/Zahnstelle
- Morphologie des Defekts
- Höhe des verbleibenden Zahnhalteapparats

Da der Alveolarknochen das Weichgewebe stützt, wird die Rekonturierung des Alveolarknochens zu einer Rezession des Weichgeweberandes führen. Aus ästhetischen Gründen muss man daher bei der Beseitigung proximaler Knochendefekte im Frontzahnbereich konservativ vorgehen. Für die Behandlung der Defekte stehen verschiedene Möglichkeiten zur Verfügung:

- Beseitigung des Knochendefekts durch Resektion von Knochen (Osteoplastik und/oder Ostektomie)
- Erhaltung des Bereichs ohne knöcherne Resektion.
- Kompromisse bei der Knochenentfernung und Inkaufnahme einer gewissen Taschentiefe.
- Extraktion des betroffenen Zahns, wenn der Knochendefekt als zu weit fortgeschritten angesehen wird.

Nach sorgfältiger Abwägung können auch subgingivale Karies, Wurzelperforationen sowie eine unzureichende Retention für festsitzende prothetische Versorgungen aufgrund zu kurzer klinischer Kronen (Kronenverlängerungen) Indikationen für einen knöchernen Eingriff in Verbindung mit einer apikalen Repositionierung von Lappen sein. Die in solchen Fällen erforderliche Kronenverlängerung wird durch die

Entfernung einer beträchtlichen Menge stützenden Knochens und durch Rekonturierung durchgeführt. Für ein erfolgreiches Ergebnis ist eine "biologische Breite" von etwa 3 mm zwischen dem zu errichtenden Alveolarkamm und dem voraussichtlichen Restaurationsrand erforderlich.[26]

LAPPENDESIGN UND INZISIONEN:

GRUNDSÄTZE DER KLAPPENGESTALTUNG:

Nach **Hupp (1933)** sollten die folgenden Grundsätze befolgt werden, um Lappennekrosen, Lappendehiszenzen und Lappenrisse zu verhindern.

1. **VERHINDERUNG VON LAPPENNEKROSEN:**
   a. Der Scheitelpunkt des Lappens sollte niemals breiter sein als die Basis, es sei denn, in der Basis befindet sich eine große Arterie.
   b. Die Lappen sollten entweder parallel zueinander verlaufen oder vorzugsweise von der Basis des Lappens zu seinem Scheitelpunkt konvergieren.
   c. Im Allgemeinen sollte die Länge der Klappe nicht mehr als das Doppelte der Breite des Bodens betragen.
   d. Wann immer möglich, sollte die Basis des Lappens mit einer axialen Blutversorgung versehen werden.
   e. Die Basis des Lappens sollte nicht übermäßig verdreht oder gedehnt werden (da beides die versorgenden Gefäße beeinträchtigt).[20]

2. **VERHINDERUNG VON LAPPENDEHISZENZ:**
   - Eine Dehiszenz legt den darunter liegenden Knochen frei, was zu Schmerzen, Knochenverlust und verstärkter Narbenbildung führt. Dies kann verhindert werden, indem die Ränder des

Lappens über gesundem Knochen angenähert werden, indem die Ränder des Lappens sanft behandelt werden und indem der Lappen nicht unter Spannung gesetzt wird.[20]

3. **VERHINDERUNG DES EINREISSENS VON LAPPEN:**

    a. Es ist vorzuziehen, zu Beginn der Operation einen Lappen anzulegen, der groß genug ist, damit der Chirurg ihn weder einreißen noch die Operation unterbrechen muss, um ihn zu vergrößern.

    b. Wenn eine Umschlagklappe keinen ausreichenden Zugang bietet, sollte eine weitere Inzision vorgenommen werden, um zu verhindern, dass sie einreißt.

    c. Vertikale (schräge) Freisetzungsinzisionen sollten einen ganzen Zahn anterior des Bereichs der zu erwartenden Knochenentfernung platziert werden.

    d. Die Inzision sollte im Linienwinkel des Zahns oder in der angrenzenden Interdentalpapille beginnen und schräg apikal in die nicht befestigte Gingiva geführt werden.

    e. Bei der Verwendung eines Lappens für den chirurgischen Zugang zur Mundhöhle ist nur selten mehr als ein Freischnitt erforderlich.[20]

LAPPVORBEREITUNG: Der chirurgische Lappen ist definiert als die Abtrennung eines Gewebeabschnitts von den umgebenden Geweben, außer an seiner Basis. Ein Lappen, der Epithel, Bindegewebe und Periost umfasst, wird als Vollhaut- oder Mukoperiostlappen bezeichnet und ist die häufigste Art von Lappen, die verwendet wird, wenn der Zugang zum Knochen für resektive oder regenerative Verfahren angezeigt ist. Wenn das Periost nicht in den Lappen eingeschlossen ist, spricht man von einem partiellen Lappen oder einem Lappen mit geteilter Dicke. Diese Art von Lappen wird häufig in der Mukogingivalchirurgie verwendet, um die darunter liegende Blutversorgung zu erhalten, wenn Weichgewebetransplantate zur Korrektur von Deformationen der Morphologie, Position oder Menge der Gingiva durchgeführt werden. Es gibt auch Fälle, in denen ein Teil des Lappens vollflächig und der andere Teil partiell sein kann. Diese kombinierte Technik wird bei einigen mukogingivalen und ästhetischen Kronenverlängerungen eingesetzt.[39]

LAPDESIGN: Das Lappendesign sollte auf dem Prinzip der Aufrechterhaltung einer optimalen Blutversorgung des Gewebes beruhen. Im Allgemeinen gibt es zwei grundlegende Lappendesigns: solche mit und solche ohne vertikale Entlastungsinzisionen. Ein Lappen, der linear am Zahnfleischrand entlassen wird, aber keine vertikale Entlassungsinzision hat, wird als Umschlaglappen bezeichnet. Sind zwei vertikale Entlastungsinzisionen in das Lappendesign integriert, handelt es sich um einen Pedikellappen. Enthält das Lappendesign eine vertikale Entlastungsinzision, sprechen manche Kliniker von einem dreieckigen Lappen. Die Zähne, der Lappen und der vertikale Auslöseschnitt bilden die Seiten des Dreiecks. Dieses Lappendesign sollte nicht mit dem dreieckigen Keil verwechselt werden, der normalerweise mit der Entfernung eines Weichgewebskeils im Tuberositas- oder Retromolarbereich verbunden ist. Veränderungen in der gingivalen Durchblutung, die sich aus verschiedenen parodontalen Lappendesigns ergeben, wurden an menschlichen Probanden mittels Fluoreszeinangiographietechniken untersucht. Es wurde festgestellt, dass die Hauptdurchblutung eines Lappens an seiner Basis stattfindet und in apikaler bis koronaler Richtung verläuft. Außerdem wurde festgestellt, dass die Gefäßversorgung an den Lappenrändern umso stärker beeinträchtigt ist, je größer das Verhältnis von Lappenlänge zu Lappenbasis ist. Auf der Grundlage dieses Konzepts sollte das empfohlene Verhältnis von Lappenlänge (Höhe) zu Lappenbasis nicht größer als 2:1 sein.[39]

LAP-RETRAKTION: Ein weiteres Element eines guten Lappenmanagements, dem oft wenig Beachtung geschenkt wird, ist die Verwendung von chirurgischen Retraktoren, um den Lappen von den Zähnen und dem Knochen zurückzuhalten. Wenn der Lappen richtig gestaltet und angemessen reflektiert wurde, sollte die Retraktion passiv und ohne jegliche Spannung erfolgen. Es sollte keine Kraft erforderlich sein, um den Lappen zurückgezogen zu halten. Es ist außerdem von entscheidender Bedeutung, dass die Kante des Retraktors immer auf dem Knochen bleibt. Wird der Lappen zwischen Retraktor und Knochen eingeklemmt, kann dies zu einer Ischämie des Gewebes und zu einer postoperativen Lappennekrose führen. Eine kontinuierliche Lappenretraktion über längere Zeiträume ist ebenfalls nicht ratsam. Eine solche Vorgehensweise führt zu einer Austrocknung des Weichteilgewebes und des Knochens, wodurch sich die Wundheilung verzögert. Wenn der Lappen zurückgezogen wird, sollte der chirurgische Assistent das Operationsfeld häufig mit steriler Kochsalzlösung spülen, um das Gewebe feucht zu halten, die Kontamination zu verringern und die Sicht zu verbessern.[39]

OFFENES LAPPEN-DÉBRIDEMENT: Der Prototyp der parodontalen Lappenchirurgie wird als offenes Lappendebridement oder Lappenkürettage bezeichnet. Mit dieser bewährten chirurgischen Technik werden neue chirurgische Eingriffe in klinischen Studien oft verglichen. Der Grundgedanke für diesen grundlegenden chirurgischen Ansatz ist derselbe wie bei allen Lappenoperationen: Es geht darum, Zugang zu den

Wurzeloberflächen und dem marginalen Alveolarknochen zu schaffen. Die direkte Visualisierung dieser Strukturen erhöht die Wirksamkeit der Zahnsteinentfernung und des Wurzelglättens und ermöglicht das Debridement von granulomatösem Gewebe aus Knochendefekten. Beim Debridement mit offenem Lappen werden keine resektiven Techniken, Knochentransplantate oder Barrieremembranen zur Beseitigung von Knochendefekten eingesetzt. Einfach ausgedrückt, werden die Wurzeln gehobelt, die Defekte degranuliert und die Lappen entweder an oder apikal ihrer ursprünglichen Position geschlossen. Der Zugang erfolgt entweder über einen kreuzförmigen oder einen zurückversetzten Schnitt mit umgekehrter Schräge. Die Lappen sind in der Regel von voller Dicke und werden über den Alveolarkamm und die mukogingivale Grenze hinaus gespiegelt, um den Alveolarknochen und den knöchernen Defekt vollständig freizulegen.[39]

LAPENREPOSITIONIERUNG: Nach Abschluss der geplanten Behandlung können chirurgische Lappen neu positioniert, apikal, koronal oder lateral positioniert werden. Wenn möglich, sollte die Entscheidung über die endgültige Lage des Lappenrandes vor Beginn der Operation geplant werden. Die endgültige Lage des Lappens wird in der Regel durch das Ziel der Therapie und die spezifische parodontalchirurgische Technik bestimmt. Ein repositionierter oder ersetzter Lappen ist theoretisch so konzipiert, dass er in seine ursprüngliche Position zurückgebracht werden kann. Er wird am häufigsten verwendet, wenn der chirurgische Zugang für das Debridement der Wurzeln das primäre Ziel ist, wie bei der Lappenkürettage. Ein repositionierter Lappen wird auch häufig bei Verfahren zur parodontalen Regeneration verwendet, bei denen der primäre Verschluss über einem Knochentransplantat, mit oder ohne Barrieremembran, von größter Bedeutung ist. Ein apikal positionierter

Lappen ist ein Lappen, der apikal von seiner ursprünglichen Position auf die Höhe des Alveolarkamms oder etwa 1 mm koronal zum Kamm verschoben ist. Diese Position wird gewählt, wenn Verfahren zur "Tascheneliminierung" durchgeführt werden, die die Entfernung von Knochen beinhalten können, aber nicht müssen. Der koronal positionierte Lappen wird koronal in seine ursprüngliche Position vorgeschoben. Diese Technik wird in der Regel bei mukogingivalen Eingriffen verwendet, bei denen der Lappen zur Abdeckung der freiliegenden Wurzel, eines Bindegewebstransplantats oder einer Barrieremembran vorgeschoben wird. Um eine passive Positionierung des koronal vorgeschobenen Lappens vor dem Vernähen zu erreichen, wird das darunter liegende Periost mit einer scharfen Skalpellklinge gelöst. Bei mukogingivalen Eingriffen wird auch der lateral positionierte Lappen verwendet. Dabei wird der Lappen seitlich an einer benachbarten oder angrenzenden Stelle positioniert, um die Breite des keratinisierten Gewebes oder die Abdeckung einer freiliegenden Wurzel zu vergrößern.[39]

GRUNDSÄTZE DER PARODONTALCHIRURGIE:

- Kennen Sie den medizinischen Status Ihres Patienten.
- Erstellen Sie einen gründlichen und vollständigen Behandlungsplan.
- Kenntnis der Anatomie der Operationsstelle.
- Befolgen Sie aseptische chirurgische Techniken.
- Führen Sie eine tiefe Anästhesie durch.
- Üben Sie atraumatisches Gewebemanagement.
  - ➢ Scharfe und sterile Instrumente.
  - ➢ Sorgfältige Lappenreflexion und Retraktion.
  - ➢ Vermeiden Sie Klappenspannungen.
- Erreichen der Hämostase.

- Verwenden Sie atraumatische Nahttechniken.
  - ➢ Die kleinste Nadel und das kleinste Nahtmaterial, das in diesem Bereich verwendet werden kann.
  - ➢ Platzieren Sie die Nähte wenn möglich im keratinisierten Gewebe.
  - ➢ Mindestanzahl von Nähten, um einen Verschluss zu erreichen.
- Obliterieren Sie den toten Raum zwischen Lappen und Knochen.
- Fördern eine stabile Wundheilung.[39]

CHIRURGISCHE ANATOMIE DES ZAHNHALTEAPPARATS:

- Eine fundierte Kenntnis der Anatomie des Zahnhalteapparats und der ihn umgebenden harten und weichen Strukturen ist unerlässlich, um den Umfang und die Möglichkeiten chirurgischer Parodontalbehandlungen zu bestimmen und deren Risiken zu minimieren.
- Knochen, Muskeln, Blutgefäße und Nerven sowie die anatomischen Räume in der Nähe des parodontalen Operationsfeldes sind besonders wichtig.

MANDIBLE:

- Der Unterkiefer ist ein hufeisenförmiger Knochen, der über die Kiefergelenke mit dem Schädel verbunden ist.
- Sie enthält mehrere Meilensteine von großer chirurgischer Bedeutung:
1. Der **Mandibularkanal**, in dem der Nervus alveolaris inferior und die Gefäße verlaufen, beginnt am Foramen mandibulae an der medialen Oberfläche des Ramus mandibularis und verläuft in einem

Bogen nach unten und vorne, bis er unterhalb der Spitzen der Molaren horizontal wird. Im Bereich der Prämolaren teilt sich der Kanal in zwei Teile: den Canalis incisivus, der horizontal zur Mittellinie verläuft, und den Canalis mentalis, der sich nach oben wendet und in das Foramen mentale mündet.

2. Das **Foramen mentale**, aus dem der Nervus mentalis und die Gefäße austreten, befindet sich auf der bukkalen Fläche des Unterkiefers unterhalb der Spitzen der Prämolaren, manchmal näher am zweiten Prämolaren und normalerweise auf halbem Weg zwischen dem unteren Rand des Unterkiefers und dem Alveolarrand. Die Öffnung des Foramen mentale ist nach oben und nach distal gerichtet, wobei sein posterosuperiorer Rand allmählich zur Knochenoberfläche hin abfällt. Beim Austritt teilt sich der Nervus mentalis in drei Äste. Ein Ast des Nervs verläuft nach vorne und unten, um die Haut des Kinns zu versorgen. Die beiden anderen Äste verlaufen nach vorne und nach oben und versorgen die Haut und die Schleimhaut der Unterlippe sowie die Schleimhaut der Alveolarfläche der Lippen.

- Ein chirurgisches Trauma des Nervus mentalis kann zu einer Parästhesie der Lippe führen, die sich nur langsam erholt.

- Bei teilweise oder vollständig zahnlosen Kiefern führt das Verschwinden des alveolären Teils des Unterkiefers dazu, dass der Unterkieferkanal näher an den oberen Rand rückt. Wenn diese Patienten für die Insertion von Implantaten untersucht werden, muss der Abstand zwischen dem Kanal und der superioren Oberfläche des Knochens sorgfältig bestimmt werden, um eine chirurgische Verletzung des Nervs zu vermeiden.

3. Der **Nervus lingualis** ist zusammen mit dem Nervus alveolaris inferior ein Ast des hinteren Abschnitts des Nervus mandibularis

und verläuft entlang des Ramus mandibularis medial und vor dem Nervus alveolaris inferior. Er liegt nahe der Oberfläche der Mundschleimhaut im Bereich der dritten Molaren.

- Er kann verletzt werden, wenn ein parodontaler Teildickenlappen im Bereich der dritten Molaren angehoben wird oder freiliegende Inzisionen vorgenommen werden.

4. Der **Alveolarfortsatz**, der den stützenden Knochen für die Zähne bildet.

5. Der **äußere schräge Kieferkamm**, der nach unten und nach vorne zur Region des zweiten oder ersten Molaren verläuft und einen schalenartigen knöchernen Bereich bildet.

- Eine resektive Knochentherapie kann in diesem Bereich aufgrund der Menge des zu entfernenden Knochens schwierig oder unmöglich sein.

6. Das **retromolare Dreieck** wird von Drüsen- und Fettgewebe eingenommen, das von unbehaarter, nicht verhornter Schleimhaut bedeckt ist. Wenn distal des letzten Molaren ausreichend Platz vorhanden ist, kann ein Band aus befestigter Gingiva vorhanden sein; nur in einem solchen Fall kann eine distale Keiloperation durchgeführt werden.

7. Die Innenseite des Unterkieferkörpers wird schräg vom **mylohyoiden Kamm** durchzogen, der in der Nähe des Alveolarkamms im Bereich der dritten Molaren beginnt und sich nach vorne fortsetzt, wobei der Abstand zum knöchernen Rand nach vorne hin zunimmt. Der Musculus mylohyold, der an diesem Kamm ansetzt, trennt den mehr anterior und superior gelegenen Sublingualraum vom mehr posterior und inferior gelegenen Submandibularraum.[31]

MAXILLA:

1 Der Oberkiefer ist ein paariger Knochen, der von der Kieferhöhle ausgehöhlt wird und vier Fortsätze hat:

A. Der **Alveolarfortsatz**, der die Sockel für die oberen Zähne enthält.

B. Der **Gaumenfortsatz**, der sich horizontal ausdehnt, um an der Mittellinie der intermaxillären Naht mit seinem Gegenstück aus dem anderen Oberkiefer zusammenzutreffen, und nach hinten mit der horizontalen Platte des Gaumenbeins den harten Gaumen bildet.

C. Der **Jochbeinfortsatz**, der sich seitlich vom Bereich des ersten Molaren erstreckt und die Tiefe der Fornix vestibularis bestimmt.

D. Der **Stirnfortsatz**, *der* sich in aufsteigender Richtung erstreckt und an der Frontomaxillarnaht mit dem Stirnbein artikuliert.

2. Die Endäste des Nervus nasopalatinalis und der Gefäße verlaufen durch den **Canalis incisivus**, der in der vorderen Mittellinie des Gaumens mündet. Die Schleimhaut über dem Inzisivalkanal weist eine leichte Ausstülpung auf, die so genannte **Inzisivpapille**. Die aus dem Canalis incisivus austretenden Gefäße sind von geringem Kaliber, und ihre chirurgische Beeinträchtigung ist von geringer Bedeutung.

3. Das **Foramen palatinae major** öffnet sich 3 bis 4 mm anterior des hinteren Randes des harten Gaumens. Der Nervus palatinae major und die Gefäße treten durch dieses Foramen aus und verlaufen anterior in der Submukosa des Gaumens, zwischen dem Gaumen- und dem Alveolarfortsatz.

- Palatinallappen und Entnahmestellen für Gingivatransplantate sollten sorgfältig durchgeführt und ausgewählt werden, um ein Eindringen in diese Bereiche zu vermeiden, da es zu starken Blutungen kommen kann, insbesondere wenn Gefäße am Foramen palatina beschädigt werden.

- Die Schleimhaut, die den harten Gaumen bedeckt, ist fest mit dem darunter liegenden Knochen verbunden

4. Der Bereich distal des letzten Molaren wird **Tuberculum maxillare** genannt und besteht aus dem posteroinferioren Winkel der infratemporalen Oberfläche des Oberkiefers; medial artikuliert er mit dem Pyramidenfortsatz des Gaumens. Es ist von faserigem Bindegewebe bedeckt und enthält die Endäste des mittleren und hinteren Gaumennervs.

- Die Exzision des Bereichs für die distale Keilchirurgie kann medial bis zum Musculus tensor palati reichen, der vom großen Flügel des Keilbeins ausgeht und in einer Sehne endet, die die Gaumenaponeurose bildet, die sich fächerartig ausdehnt, um am hinteren Rand des harten Gaumens anzusetzen.

5. Der Körper des Oberkiefers wird von der **Kieferhöhle oder dem Antrum** eingenommen, **einem** hohlen, pyramidenförmigen Bereich, dessen Basis zur Nase zeigt und der mit Atmungsepithel ausgekleidet ist.

- Eine adäquate Bestimmung der Ausdehnung der Kieferhöhle in das Operationsgebiet ist wichtig, um die Entstehung einer oroantralen Kommunikation zu vermeiden, insbesondere im Zusammenhang mit der Insertion von Implantaten. [31]

➢ Sowohl der Oberkiefer als auch der Unterkiefer können **Exostosen oder Tori** aufweisen, die als normale anatomische Abweichungen gelten. Die häufigste Stelle eines Unterkiefertorus befindet sich im lingualen Bereich der Eckzähne und Prämolaren, oberhalb des Musculus mylohyoideus. Oberkiefertori befinden sich normalerweise in der Mittellinie des harten Gaumens.

MUSKEL:

- Bei der Durchführung von parodontalen Lappen, insbesondere bei der Mukogingivalchirurgie, können mehrere Muskeln auftreten.
- Dies sind der Mentalis, der Incisivus labii inferioris, der Depressor labii inferioris, der Depressor anguli oris (triangularis), der Incisivus labii superioris und der Bukkinator. [31]

ANATOMISCHE RÄUME:

- In der Nähe des Operationsfeldes der Parodontalchirurgie befinden sich mehrere anatomische Räume oder Kompartimente.
- Diese Räume enthalten lockeres Bindegewebe, können aber durch Entzündungsflüssigkeit und Infektionen leicht aufgebläht werden.
- Chirurgische Eingriffe in diese Bereiche können zu gefährlichen Infektionen führen und sollten sorgfältig vermieden werden.

1. Die **Fossa canina** enthält unterschiedliche Mengen an Bindegewebe und Fett und wird nach oben durch den Musculus quadratus labii superioris, nach vorne durch den Orbicularis oris und nach hinten durch den Buccinator begrenzt.

   Eine Infektion in diesem Bereich führt zu einer Schwellung der Oberlippe, die die Nasolabialfalte verdeckt, und der oberen und unteren Augenlider, die das Auge verschließen.

2. Der **Bukkalraum befindet** sich zwischen den Bukkinatoren und den Masseter-Muskeln.

   Eine Infektion in diesem Bereich führt zu einer Schwellung der Wange, kann sich aber auch auf den Schläfenraum oder den

Submandibularraum ausdehnen, mit dem der Wangenraum in Verbindung steht.

3. Der **Mental- oder Mentalis-Raum** befindet sich im Bereich der Mental-Symphyse, wo der Mentalmuskel, der Unterlippendrücker und der Mundwinkel-Drücker ansetzen.

   Eine Infektion in diesem Bereich führt zu einer starken Schwellung des Kinns, die sich nach unten ausdehnt.

4. Der **Kauapparat** enthält den Kaumuskel, die Musculi pterygoidei, die Ansatzsehne des Musculus temporalis sowie den Ramus mandibularis und den hinteren Teil des Unterkieferkörpers.

   Eine Infektion in diesem Bereich führt zu einer Schwellung des Gesichts und zu starkem Trismus und Schmerzen.

5. Der **Sublingualraum** befindet sich unter der Mundschleimhaut im vorderen Teil des Mundbodens und enthält die Sublingualdrüse und ihren Ausführungsgang, den Ductus submandibularis oder Wharton-Gang, und wird vom Nervus lingualis und seinen Gefäßen sowie vom Nervus hypoglossus durchzogen. Er wird vom Nervus lingualis und seinen Gefäßen sowie vom Nervus hypoglossus durchzogen. Seine Grenzen sind medial der Musculus geniohyoideus und der Musculus genioglossus sowie lateral und anterior die linguale Fläche des Unterkiefers und unterhalb des Musculus mylohyoideus.

   Eine Infektion in diesem Bereich hebt den Mundboden an und verlagert die Zunge, was zu Schmerzen und Schluckbeschwerden, aber kaum zu Schwellungen im Gesicht führt.

6. Der **Submentalraum** *befindet* sich zwischen dem Musculus mylohyoideus superior und dem Platysma inferior. Er wird seitlich durch den Unterkiefer und nach hinten durch das Zungenbein

begrenzt und vom vorderen Bauch des Musculus digastricus durchzogen.

Infektionen in diesem Bereich gehen von der Region der Unterkieferfrontzähne aus und führen zu einer Schwellung der submentalen Region; sie werden gefährlicher, je weiter sie nach hinten fortschreiten.

7. Der **Submandibularraum** *befindet* sich außerhalb des Sublingualraums, unterhalb des Mylohyoideus und des Hyoglossusmuskels. Dieser Raum enthält die Submandibular-Drüse, die sich teilweise über den Mylohyoideus-Muskel erstreckt und so mit dem Sublingualraum kommuniziert, sowie zahlreiche Lymphknoten.

Infektionen in diesem Bereich haben ihren Ursprung im Molaren-oder Prämolarenbereich und führen zu einer Schwellung, die die Submandibularlinie verdeckt, und zu Schmerzen beim Schlucken.

Die Ludwigs-Angina ist eine schwere Form der Infektion dieses Raums, die sich auf die sublingualen und submentalen Räume ausdehnen kann; sie führt zu einer Verhärtung des Mundbodens und kann zu einer Erstickung durch ein Ödem des Halses und der Stimmritze führen.[31]

ALLGEMEINE CHIRURGISCHE ÜBERLEGUNGEN:

PRÄCHIRURGISCHE ÜBERLEGUNGEN:

1. Es sollte eine vollständige Anamnese erhoben werden, und alle zugrundeliegenden systemischen Erkrankungen oder Probleme (z. B. Bluthochdruck, Diabetes oder hämorrhagische Störungen) sollten angemessen kontrolliert sein. Die Medikamenteneinnahme sollte sorgfältig notiert werden, und bei Bedarf sollten medizinische

Konsultationen und präoperative Laboruntersuchungen durchgeführt werden. Es ist wichtig zu beachten, dass die Anamnese eine Überprüfung von Drogenmissbrauch, Transfusionen und alternativen Lebensweisen umfasst, um das Risiko eines erworbenen Immunschwächesyndroms (AIDS) oder des humanen Immundefizienzvirus (HIV) zu ermitteln. Dies sollte mit einer gründlichen Untersuchung der Mundhöhle (z. B. Geschwüre, Candidose, haarige Leukoplakie) kombiniert werden.

2. Der Blutdruck sollte aufgezeichnet werden.

3. Eine chirurgische Therapie sollte erst in Erwägung gezogen werden, nachdem eine angemessene Kontrolle, Scaling, Wurzelglättung und alle erforderlichen restaurativen, prothetischen, endodontischen, kieferorthopädischen, okklusalen Stabilisierungs- und Schienungsverfahren abgeschlossen sind und der Fall neu bewertet wurde.

4. In allen Fällen sollte eine Einverständniserklärung für den chirurgischen Eingriff ausgefüllt werden, und eine parodontale Dokumentation (einschließlich Gewebequalität, Taschentiefen, Röntgenbilder und Modelle) ist ein Muss.[10]

CHIRURGISCHE ÜBERLEGUNGEN:

1. Die Auswahl der Verfahren sollte auf folgenden Kriterien beruhen:

a. Vereinfachung

b. Vorhersehbarkeit

c. Wirkungsgrad

d. Mukogingivale Überlegungen

e. Unterliegende Knochentopographie

f. Anatomische und physische Einschränkungen (z. B. kleiner Mund, Würgereiz, Foramen mentale)

g. Alter und systemische Faktoren (z. B. Herzrhythmusstörungen und Herzgeräusche, Diabetes, Strahlenbehandlung in der Vergangenheit, Hypothyreose, Hyperthyreose)

2. Alle Schnitte sollten klar, glatt und eindeutig sein. Unentschlossenheit führt in der Regel zu einem ungleichmäßigen, ausgefransten Schnitt, der eine längere Heilungszeit erfordert.

3. Alle Lappen sollten so gestaltet sein, dass sie ein Maximum an keratinisiertem Gingivagewebe nutzen und erhalten, um eine funktionelle Zone mit befestigter keratinisierter Gingiva zu erhalten und unnötige sekundäre Eingriffe zu vermeiden.

4. Die Klappe sollte so gestaltet sein, dass sie gut zugänglich und sichtbar ist.

5. Die Einbeziehung angrenzender, nicht betroffener Bereiche sollte vermieden werden.

6. Das Lappendesign sollte eine unnötige Freilegung des Knochens und den damit verbundenen möglichen Verlust und die Bildung von Dehiszenzen oder Fenestrierungen verhindern.

7. Wenn möglich, werden Verfahren mit primärer Intention denen mit sekundärer Intention vorgezogen.

8. Die Basis eines Lappens sollte so breit sein wie der koronale Aspekt, um eine ausreichende Gefäßversorgung zu ermöglichen.

9. Gewebetags sollten entfernt werden, um eine rasche Heilung zu ermöglichen und das Nachwachsen von Granulationsgewebe zu verhindern.

10. Eine angemessene Lappenstabilisierung ist notwendig, um eine Verschiebung, unnötige Blutungen, Hämatombildung, Knochenfreilegung und mögliche Infektionen zu vermeiden.[10]

ZIELE DER PARODONTALCHIRURGIE:

1. der Zugang zu Wurzeln und Alveolarknochen

- Verbesserung der Sichtbarkeit
- Steigerung der Wirksamkeit von Scaling und Wurzelglättung
- Weniger Gewebetrauma

2. Modifikation von Knochendefekten
- Wiederherstellung der physiologischen Architektur von Hartgewebe durch Regeneration oder Resektion
- Augmentation von Alveolarkammdefekten
3. Reparatur oder Regeneration des Zahnhalteapparats

4. Taschenverkleinerung
- Verbessern Sie die Pflege durch Patient und Therapeut
- Verbesserung der langfristigen Stabilität
5. Annehmbare Weichteilkonturen

- Verbessern Sie die Plaquekontrolle und -pflege
- Verbesserung der Ästhetik.[39]

INDIKATIONEN DER PARODONTALCHIRURGIE:

NACH JAN LINDHE:

- Zugänglichkeit für ordnungsgemäße Zahnsteinentfernung und Wurzelglättung
- Schaffung einer Morphologie des dentogingivalen Bereichs, die der Infektionskontrolle förderlich ist
- Reduzierung der Taschentiefe

- Korrektur von groben Zahnfleischabweichungen
- Verschiebung des Gingivarands in eine Position apikal zu Plaque-haltenden Restaurationen
- Erleichterung einer angemessenen Wiederherstellungstherapie.[26]

NACH ROSE LF, MEALEY BL, GENCO RJ, COHEN DW:-

- Zugang zu Wurzeln und knöchernen Defekten
- Resektive Chirurgie
- Regeneration des Zahnhalteapparats.
- Präprothetische Chirurgie
  - ➢ Kronenverlängerung
  - ➢ Gingiva-Augmentation
  - ➢ Ridge-Augmentation
  - ➢ Tori-Ermäßigung
  - ➢ Tuberositas-Reduktion
  - ➢ Vestibulumplastik
- Plastische Parodontalchirurgie
  - ➢ Ästhetische Kronenverlängerung im Frontzahnbereich
  - ➢ Weichgewebetransplantation zur Wurzelabdeckung oder zur Erzielung einer physiologischen Gingivadimension
  - ➢ Rekonstruktion der Papillen
- Zahnfleischvergrößerung
- Biopsie
- Implantat-Chirurgie
- Behandlung von Parodontalabszessen
- Explorative Operation.[39]

KONTRAINDIKATIONEN FÜR DIE PARODONTALCHIRURGIE:

1. Patientenkooperation: - Die postoperative Plaquekontrolle ist entscheidend für den Erfolg der Parodontalbehandlung; ein Patient, der in der ursachenbezogenen Phase der Therapie nicht kooperiert, sollte sich nicht einer chirurgischen Behandlung unterziehen.

2. Herz-Kreislauf-Erkrankung

a. Unkontrollierter Bluthochdruck

b. Instabile Angina pectoris

c. Myokardinfarkt

d. Gerinnungshemmende Therapie

e. Rheumatische Endokarditis, angeborene Herzläsionen und Herz-/Gefäßimplantate

3. Organtransplantationen

4. Blutkrankheiten

5. Hormonelle Störungen

a. Unkontrollierter Diabetes

b. Dysfunktion der Nebennieren

6. Hämatologische Störungen

a. Multiple Sklerose und Parkinsonsche Krankheit

b. Epilepsie

7. Rauchen - eher ein einschränkender Faktor als eine Kontraindikation[13]

8. Schlechte Plaquekontrolle

9. Hohe Kariesrate.[39]

VORTEILE DER KLAPPENOPERATIONEN :

1. Vorhandene Gingiva wird erhalten

2. Der marginale Alveolarknochen wird freigelegt, wodurch die Morphologie der Knochendefekte identifiziert und die richtige Behandlung durchgeführt werden kann

3. Furkationsbereiche werden freigelegt; der Grad der Beteiligung und die "Zahn-Knochen"-Beziehung können identifiziert werden

4. Der Lappen kann auf seinem ursprünglichen Niveau repositioniert oder nach apikal verschoben werden, so dass der Gingivarand an die lokalen Gegebenheiten angepasst werden kann

5. Das Lappenverfahren schont das orale Epithel und macht die Verwendung eines chirurgischen Verbandes oft überflüssig

6. Die postoperative Phase ist im Vergleich zur Gingivektomie in der Regel weniger unangenehm für den Patienten.[26]

EINSCHNEIDUNGEN:

Die Auswahl und Ausführung der Inzision basiert auf einer sorgfältigen Planung, die die chirurgische Anatomie, das chirurgische Ziel, das Lappendesign und die Prinzipien des atraumatischen Gewebemanagements berücksichtigt. Unabhängig von der Art der Inzision muss der Chirurg ein scharfes Schneideinstrument mit einer definitiven und gleichmäßigen Bewegung und minimalem Widerstand durch das Gewebe verwenden. Ein stumpfes Messer verursacht unnötige Gewebeschäden. Der Skalpellgriff sollte rund sein und mit einem zarten Stiftgriff gehalten werden, der eine präzise, flexible und genaue Bewegung der Skalpellklinge ermöglicht. Die Messerklinge sollte so weit wie möglich im Gewebe bleiben. Je mehr der Chirurg das Skalpell von der Inzision abhebt, um seine Ausrichtung zu ändern, desto größer ist die Wahrscheinlichkeit, dass die Inzisionslinie ausgefranst ist. Die chirurgische Vorhersagbarkeit beginnt mit sauberen, glatten Inzisionen. Dies führt zu einer schnelleren Heilung und weniger Beschwerden für den Patienten.[39]

IN DER PARODONTALCHIRURGIE WERDEN IN DER REGEL SIEBEN ARTEN VON INZISIONEN VERWENDET:

1. DIE ÄUSSERE ABSCHRÄGUNG ODER DIE GINGIVEKTOMIE-INZISION:

- Sie ist in der Gingiva enthalten und koronal ausgerichtet mit den chirurgischen Zielen der Tascheneliminierung, des Zugangs zu den Wurzeln und der Verbesserung der Gingivakonturen.
- Sie ist indiziert zur Behandlung von Zahnfleischvergrößerungen und zur ästhetischen Kronenverlängerung, wenn kein Zugang zum darunter liegenden Knochen erforderlich ist.
- Sie wird manchmal in Verbindung mit Lappenoperationen eingesetzt, wenn es von Vorteil ist, das Gewebe vor der Lappenspiegelung von außen zu verdünnen. Ein Beispiel wäre ein Fall von starker Zahnfleischvergrößerung mit lobulierter Gingiva und stark unregelmäßigen Zahnfleischrändern.
- Die Rekonturierung von Gingiva mit unregelmäßiger Oberflächenmorphologie ist schwierig, wenn sie mit einer internen Ausdünnungstechnik an der Unterseite des Lappens versucht wird.[39]

2. DER INVERSE ODER UMGEKEHRTE SCHRÄGSCHNITT:

- Sie ist eine der am häufigsten verwendeten Inzisionsarten in der Parodontalchirurgie. Der ursprüngliche Zweck der Inzision mit umgekehrter Abschrägung bestand darin, das Taschenepithel zu entfernen und eine direkte Anlagerung von gesundem Bindegewebe an die Wurzeloberfläche zu ermöglichen. Obwohl dies heute kein chirurgisches Ziel mehr ist, ist die Inzision mit umgekehrter Abschrägung immer noch nützlich, um den Rand des Gaumensegels apikal zu positionieren, indem man vom Rand zurücktritt und den Lappen ausschabt.

- Dieser Schnitt kann auch auf der Gesichtsoberfläche verwendet werden, wenn eine breite Zone mit keratinisiertem Gewebe vorhanden ist.

- Die Skalpellklinge ist parallel zur Längsachse der Zähne ausgerichtet und wird apikal zum Alveolarkamm oder knapp subkrestal geführt, wenn ein größerer Rücksprung vom Gingivarand erwünscht ist und eine gewisse knöcherne Resektion erwartet wird.

- Bei der Verwendung einer Inzision mit umgekehrter Abschrägung wird in der Regel eine muschelförmige Inzision in den Lappen eingearbeitet. Die Form dieser Muschel richtet sich nach der Anatomie des Zahns und der darunter liegenden Wurzelform sowie nach der erwarteten apikalen Positionierung des Lappens oder Lappenrands.[39]

INDIKATIONEN:

- Primäre Inzision der Lappenplastik, wenn ein ausreichendes Band an befestigter Gingiva vorhanden ist.
- Wunsch nach einer Korrektur der Knochenmorphologie (Osteoplastik, Knochenresektion)
- Dickes Zahnfleisch (z. B. Gaumenschleimhaut)
- Tiefe parodontale Taschen und Knochendefekt
- Der Wunsch, die klinische Krone zu verlängern.[43]

Für die verschiedenen Lappentypen gibt es unterschiedliche Arten von inneren Schrägschnitten.

- Der modifizierte Widman-Lappen zielt nicht auf die Entfernung der Taschenwand, sondern auf die Beseitigung des Taschenfutters ab. Daher beginnt die Inzision mit interner Abschrägung nahe, nicht mehr als 1 bis 2 mm apikal des Gingivarands, und folgt der normalen Wellenform des Gingivarands.

- Bei apikal verschobenen Lappen muss die Taschenwand erhalten bleiben, um apikal positioniert zu werden, während ihr Futter entfernt wird. Daher muss die Inzision mit der Innenfase so nah wie möglich am Zahn erfolgen (0,5 bis 1 mm).

- Bei einem nicht verschobenen Lappen wird die Inzision mit der inneren Abschrägung an oder in der Nähe eines Punktes begonnen, der genau koronal zur Projektion des Taschenbodens auf die Außenfläche der Gingiva liegt.[32]

3. EIN SULKULÄRER ODER KREUZFÖRMIGER EINSCHNITT:

- Sie wird gewählt, wenn die Erhaltung des gesamten vorhandenen keratinisierten Gewebes erwünscht ist. Die Skalpellklinge wird in den Gingivaspalt eingeführt, parallel zur Längsachse des Zahns ausgerichtet und zum Alveolarkamm hin abgewinkelt. Interproximal wird die Inzision in die Laibung hinein verlängert, um möglichst viel Papillengewebe in den Lappen einzuschließen.[39]

INDIKATIONEN :

- Schmales Band aus befestigter Gingiva
- Dünner Zahnfleischsaum und Alveolarfortsatz

- Flache Parodontaltasche
- Wunsch nach Verringerung der postoperativen Gingivarezession aus ästhetischen Gründen im Oberkiefer-Frontzahnbereich
- Als sekundäre Inzision bei der üblichen Lappenoperation
- Knochentransplantat oder GTR: Wunsch, so viel parodontales Gewebe (insbesondere die Interdentalpapille) wie möglich zu erhalten, um den transplantierten Knochen und die Membran vollständig mit Lappen abzudecken.[43]

4.VERTIKALE TRENNSCHNITTE :

- Sie stehen in der Regel senkrecht zum Zahnfleischrand und sind an den Zahnreihenwinkeln angebracht.

Diese Einschnitte:

- den Zugang zum Alveolarknochen zu verbessern,
- die Spannung der eingefahrenen Klappen verringern,
- ermöglichen die apikale und koronale Positionierung der Lappen,
- und die Einbeziehung von nicht erkrankten Stellen in das Operationsgebiet einschränken.

Vertikale Freisetzungsschnitte sollten nicht in ausgeprägten Konkavitäten oder über markanten knöchernen Vorsprüngen oder Exostosen platziert werden, und sie sollten auch nicht über Wurzelvorsprünge führen oder die Interdentalpapille spalten, es sei denn, sie sind mit einer doppelten Papillenstiel-Transplantationstechnik verbunden, die zur Abdeckung der freiliegenden Wurzeloberfläche verwendet wird.

Als allgemeine Regel gilt, dass bei der Entscheidung, auf welcher Seite des Interproximalraums die Entlastungsinzision gesetzt werden soll, die Papille am besten mit dem Lappen eingeschlossen wird, um die Blutversorgung des Lappens zu verbessern und das Nähen zu erleichtern.

Eine Ausnahme von dieser Richtlinie besteht im Frontzahnbereich, wo die Spiegelung einer Papille aus ästhetischen Gründen möglicherweise nicht gerechtfertigt ist.[39]

5. AUSDÜNNUNG DER EINSCHNITTE:

- Es reduziert die Masse des Bindegewebes an der Unterseite des Lappens und wird üblicherweise verwendet, um die Dicke des Lappens vor der Reflexion zu reduzieren.

- Solche Inzisionen werden als Teil von distalen oder mesialen Keilverfahren und auch zur Ausdünnung sperriger Papillen verwendet.

- Ausdünnungsschnitte werden entweder in Verbindung mit der Lappenspiegelung (d. h. Spiegelung des Lappens, während er ausgedünnt wird) oder nach Abschluss der Lappenspiegelung durchgeführt. Für den unerfahrenen Chirurgen kann es weniger schwierig sein, den Lappen während der Spiegelung auszudünnen, da das Gewebe weniger beweglich und leichter zu kontrollieren ist. Die Ausdünnung von voluminösem Gewebe mit einem internen Ansatz ermöglicht eine bessere Lappenanpassung und bietet mehr Patientenkomfort als die Ausdünnung von Gewebe mit einer externen Schräginzision.

Tuberositas- und Retromolarpolster-Reduktionsverfahren werden eingesetzt, um das Gewebe distal der zweiten Molaren im Bereich der Tuberositas maxillaris und der Fossa retromolaris mandibulae zu reduzieren. Diese Techniken beinhalten notwendigerweise interne

Ausdünnungsschnitte mit dem Ziel, einen primären Wundverschluss und eine primäre intentionale Heilung zu erreichen.

Es gibt drei Techniken, die üblicherweise verwendet werden:

- Der dreieckige Keil,
- Der lineare Keil,
- Die Falltür.

Alle drei Techniken haben gegenüber der Gingivektomie den Vorteil, dass sie den Zugang zum darunter liegenden Knochen ermöglichen, keratinisiertes Gewebe erhalten und einen Primärverschluss mit schnellerer Heilung und weniger Beschwerden bieten. Das dreieckige und das lineare distale Keilverfahren eignen sich gut für die Reduktion von dickem Gewebe, das für die Tuberositas maxillaris charakteristisch ist.

Es werden dreieckige Keilinzisionen gesetzt, wobei die Spitze des Dreiecks nahe der hamularen Kerbe und die Basis des Dreiecks neben der distalen Oberfläche des endständigen Zahns liegt. Diese Inzisionen schließen sich an die bukkalen und palatinalen Inzisionen mit umgekehrtem Schrägschnitt an, die im übrigen Bereich des Operationsgebiets verwendet werden. Die Ausdünnungs- oder Unterminierungsinzisionen werden vor der vollständigen Spiegelung des Gewebes durchgeführt und erstrecken sich 2 bis 3 mm apikal des krestalen Aspekts der Tuberositas. Die Lappen können dann vollständig gespiegelt und der Weichteilkeil über dem Tuberculum entfernt werden. Wenn eine adäquate Ausdünnung durchgeführt wurde und der Keil eine ausreichende Länge aufweist, sollte ein primärer Lappenverschluss erreicht werden, um eine Heilung durch erste Intention zu ermöglichen.

Der lineare distale Keil umfasst zwei parallele Inzisionen über dem Tuberculumkamm, die sich von der proximalen Oberfläche des terminalen Molaren bis zum Bereich der hamularen Kerbe erstrecken. Der Abstand zwischen den beiden linearen Inzisionen richtet sich nach der Dicke des Gewebes, wobei die Inzisionen bei dickerem Gewebe weiter auseinander liegen. Vertikale Entlastungsschnitte, die senkrecht und an der hinteren Seite des linearen Keils angebracht werden, ermöglichen einen besseren Zugang zum darunter liegenden Knochen. Die Ausdünnungsschnitte und die Entfernung des distalen Keils erfolgen in ähnlicher Weise wie bei dem dreieckigen distalen Keil beschrieben.

Obwohl das dreieckige oder lineare distale Keilverfahren im Bereich des retromolaren Unterkiefers angewendet werden kann, wenn ausreichend keratinisiertes Gewebe vorhanden ist, eignet sich **die Trap-Door-Technik** möglicherweise besser für diesen Bereich, wenn nur wenig keratinisiertes Gewebe vorhanden ist. Das Trap-Door-Verfahren erhält das vorhandene keratinisierte Gewebe, ermöglicht aber dennoch eine interne Ausdünnung des Gewebes und eine apikale Positionierung der Lappen. Je nach Anatomie und Gewebetyp im retromolaren Bereich des Unterkiefers können verschiedene Ansätze für das Trap-Door-Verfahren verwendet werden.

Eine gängige Technik umfasst eine einzige Inzision, die entweder vom distofazialen oder vom distolingualen Linienwinkel des terminalen Molaren ausgeht und sich nach posterior durch keratinisiertes Gewebe erstreckt, bis sie sich dem aufsteigenden Aspekt des Ramus nähert. An diesem Punkt wird die Inzision entweder nach lingual ausgerichtet, wenn sie vom distofazialen Linienwinkel ausgeht, oder nach bukkal in Richtung des äußeren schrägen Kammes, wenn sie vom distolingualen Linienwinkel ausgeht.

Es wird ein rechteckiger Lappen (d. h. eine "Falltür") geschaffen, der mit dem bukkalen Mukoperiostlappen zusammenhängt und sich nach vorne erstreckt. Dieser rechteckige Lappen kann beim Spiegeln ausgedünnt und das auf dem Kamm verbleibende Weichgewebe entfernt werden. Obwohl diese drei retromolaren Verfahren häufig für die Behandlung von dickem Gewebe an den distalen endständigen Molaren beschrieben werden, können sie auch an jedem anderen Zahn eingesetzt werden, der an eine zahnlose Stelle mit dickem Schleimhautgewebe angrenzt.[39]

6. CUTBACK-EINSCHNITTE:

- Dabei handelt es sich um kleine Einschnitte, die an der Spitze von vertikalen Entlastungsschnitten vorgenommen werden. Sie werden in Verbindung mit Stiellappen verwendet, um eine größere Beweglichkeit und weniger Spannung zu ermöglichen, wenn die Lappen seitlich bewegt werden.

- Es muss darauf geachtet werden, dass die Cutback-Inzisionen nicht länger als 2 bis 3 mm sind, um die Unterbrechung der verbleibenden Blutversorgung des Lappens zu minimieren.[39]

7. PERIOSTALE FREISCHNITTE:

- Diese werden verwendet, wenn ein koronales oder laterales Vorschieben eines Lappens auf die Wurzel oder die Zahnkrone angezeigt ist. Diese Inzision, bei der das darunter liegende Periost an der Basis des Vollhautlappens durchtrennt wird, ermöglicht eine spannungsfreie koronale Positionierung des Lappens, um freiliegende Wurzeloberflächen zu bedecken und einen primären Verschluss über Barrieremembranen zu ermöglichen, die bei gesteuerten Gewebe- und gesteuerten Knochenregenerationsverfahren verwendet werden. Bei der Durchführung dieser Inzisionen ist große Sorgfalt geboten, um die Blutversorgung nicht zu gefährden oder den Lappen von seiner Basis zu lösen.[39]

INZISIONSVERFAHREN:

Für die Lappenoperation sind drei Inzisionen erforderlich. Die primäre Inzision trennt den Lappen von der Knochenoberfläche, die sekundäre Inzision ermöglicht die bequeme Entfernung des sekundären Lappens auf der zervikalen Seite, und die dritte Inzision trennt den sekundären Lappen ab.[43]

PRIMÄRE INZISION (ERSTE INZISION):

Die primäre Inzision ist eine Inzision mit innerer Schräge, 1-3 mm vom Gingivarand entfernt und zum Alveolarkamm hin geneigt. Der Lappen wird gespiegelt, um den darunter liegenden Knochen und die Wurzel freizulegen. Wichtige Punkte sind:

- Erhalten Sie das Zahnfleischgewebe so weit wie möglich.
- Bereiten Sie einen dünnen und gleichmäßigen Lappen vor, der sich gut an Knochen und Zahnoberfläche anpassen kann.
- Bei einer dicken Gingiva wird der Lappenrand ausgedünnt, um eine bessere postoperative Gingivamorphologie zu erreichen.

Eine Inzision mit interner Abschrägung einer primären Inzision kann eine bogenförmige Inzision oder eine gerade Inzision sein. Um den

Knochen beim Ersetzen eines Lappens richtig zu bedecken, wird die gewellte Inzision meist für die primäre Inzision entlang des Zahnfleischrands und zur Vorbereitung der Bogenform verwendet.

Die gewellte primäre Inzision muss sich bis zum Interdentalbereich erstrecken, aber genügend Interdentalpapillen einschließen, um den Interdentalraum vollständig zu bedecken und die bukkalen und lingualen Lappen gut anzupassen. Dies ist besonders wichtig bei Lappenkürettage und Transplantaten.

Die Platzierung der primären Inzision wird durch die folgenden Faktoren bestimmt:
1. Band der befestigten Gingiva
2. Methode der Parodontalchirurgie
3. Tiefe der parodontalen Tasche
4. Ob Osteoplastik und Ostektomie erforderlich sind
5. Dicke der Gingiva und des Alveolarfortsatzes
6. Ästhetik
7. ob nach einer parodontalchirurgischen Behandlung eine restaurative Behandlung erforderlich ist
8. Klinische Kronenlänge, die für das Abutment benötigt wird.[45]

Friedman und Levin (1964) klassifizierten die primäre Inzisionsposition und die verschobene Lappenposition des apikal positionierten Lappens auf der Grundlage der Menge der vorhandenen keratinisierten Gingiva im Operationsgebiet.[42]

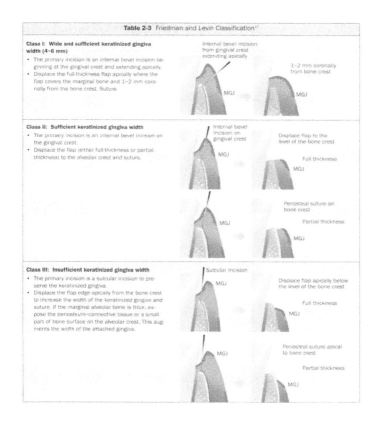

Table 2-3 Friedman and Levin Classification

Class I: Wide and sufficient keratinized gingiva width (4–6 mm)
- The primary incision is an internal bevel incision beginning at the gingival crest and extending apically.
- Displace the full-thickness flap apically where the flap covers the marginal bone and 1–2 mm coronally from the bone crest. Suture.

Internal bevel incision from gingival crest extending apically

1–2 mm coronally from bone crest

MGJ — MGJ

Class II: Sufficient keratinized gingiva width
- The primary incision is an internal bevel incision on the gingival crest.
- Displace the flap (either full-thickness or partial-thickness) to the alveolar crest and suture.

Internal bevel incision on gingival crest — MGJ

Displace flap to the level of the bone crest — Full thickness — MGJ

Periosteal suture on bone crest — Partial thickness — MGJ

Class III: Insufficient keratinized gingiva width
- The primary incision is a sulcular incision to preserve the keratinized gingiva.
- Displace the flap edge apically from the bone crest to increase the width of the keratinized gingiva and suture. If the marginal alveolar bone is thick, expose the periosteum–connective tissue or a small part of bone surface on the alveolar crest. This augments the width of the attached gingiva.

Sulcular incision — MGJ

Displace flap apically below the level of the bone crest — Full thickness — MGJ

Periosteal suture apical to bone crest — Partial thickness — MGJ

SEKUNDÄRE INZISION:

Die Inzision ist eine sulkuläre Inzision, die den zervikalen Bereich vom Boden der Tasche in Richtung Alveolarkamm einschneidet. Er dient dazu, die Entfernung des entzündlichen Granulationsgewebes, das den zervikalen Bereich umgibt, und des sekundären Lappens der Weichgewebewände der Parodontaltasche (nach der Spiegelung des primären Lappens) zu erleichtern. Empfohlen werden eine Klinge Nr. 12, ein kleiner Keilstadtmeißel und ein Ochsenbeinmeißel.[43]

DRITTER EINSCHNITT:

Es handelt sich um eine interdentale Inzision entlang des Alveolarkamms und des Alveolarseptums von der bukkalen zur lingualen Seite. Er trennt den zervikalen Sekundärlappen vom Alveolarkamm und dem interdentalen Knochen, nachdem der bukkale und linguale Lappen gespiegelt wurde. Der sekundäre Lappen lässt sich leicht in einem Stück über den dritten Schnitt entfernen. Für diese Inzision wird das Orban Interdentalmesser empfohlen.[43]

KLAPPEN ZUR BESEITIGUNG VON TASCHEN

ORIGINAL-WIDMAN-KLAPPE:

Eine der ersten detaillierten Beschreibungen der Verwendung eines Lappenverfahrens zur Taschenentfernung wurde 1918 von Leonard Widman veröffentlicht. In seinem Artikel "The operative treatment of pyorrhea alveolaris" (Die operative Behandlung der Pyorrhoe alveolaris) beschrieb Widman ein Mukoperiost-Lappendesign, das darauf abzielte, das Taschenepithel und das entzündete Bindegewebe zu entfernen und dadurch eine optimale Reinigung der Wurzeloberflächen zu ermöglichen.[26]

TECHNIK:

- Zur Abgrenzung der für den Eingriff vorgesehenen Bereiche wurden zunächst Schnittentlastungsinzisionen vorgenommen. Diese Inzisionen wurden von den mittelbukkalen Gingivarändern der beiden peripheren Zähne des Behandlungsbereichs aus vorgenommen und mehrere Millimeter in die Alveolarschleimhaut fortgesetzt. Die beiden Releasing-Inzisionen wurden durch eine Gingiva-Inzision verbunden, die dem Umriss des Gingivarands folgte und das Taschenepithel und das entzündete Bindegewebe von der nicht entzündeten Gingiva trennte. Ähnliche Release- und

Gingivainzisionen wurden, falls erforderlich, an der lingualen Seite der Zähne vorgenommen.

- Ein Mukoperiostlappen wurde angehoben, um mindestens 2-3 mm des marginalen Alveolarknochens freizulegen. Der Kragen aus entzündetem Gewebe um den Zahnhals wurde mit Küretten entfernt, und die freiliegenden Wurzeloberflächen wurden sorgfältig skaliert. Um eine ideale anatomische Form des darunter liegenden Alveolarknochens zu erreichen, wurde eine erneute Knochenkonturierung empfohlen.

- Nach sorgfältigem Débridement der Zähne im Operationsgebiet wurden die bukkalen und lingualen Lappen über den Alveolarknochen zurückgelegt und in dieser Position mit interproximalen Nähten befestigt. Widman wies darauf hin, wie wichtig es ist, den Weichgeweberand auf Höhe des Alveolarknochens zu platzieren, damit keine Taschen zurückbleiben. Der chirurgische Eingriff führte zur Freilegung der Wurzeloberflächen. Häufig blieben die interproximalen Bereiche ohne Weichteilabdeckung des Alveolarknochens.

Zu den wichtigsten Vorteilen des ursprünglichen Widman-Lappen-Verfahrens im Vergleich zur Gingivektomie gehören:

- Weniger Unannehmlichkeiten für den Patienten, da die Heilung durch primäre Absicht erfolgt.

- An Stellen mit eckigen Knochendefekten konnte eine korrekte Kontur des Alveolarknochens wiederhergestellt werden.[26]

NEUMANN FLAP:

Neumann behauptete bereits 1911, den Mukoperiostlappen in der Parodontalchirurgie einzusetzen. Seine Technik umfasste bis zu sechs

Zähne und verwendete vertikale Entlastungsschnitte an den Interdentalpapillen, die bis zur Mukobukkusfalte reichen. Ein dritter Schnitt wurde apikal durch die Zahnfleischfalte bis zum Alveolarkamm geführt und hob sowohl den bukkalen als auch den lingualen Lappen an. Neumann beschrieb seine Technik als "die radikale Behandlung der alveolären Pyorrhoe".

Eine Modifikation der Neumannschen Klappe wurde 1916 von Widman vorgestellt und 1918 veröffentlicht.[48]

TECHNIK:

- Nach der von Neumann vorgeschlagenen Technik wurde eine intrakrevikuläre Inzision durch die Basis der Zahnfleischtaschen vorgenommen und die gesamte Gingiva (und ein Teil der Alveolarschleimhaut) in einem Mukoperiostlappen angehoben.
- Zur Abgrenzung des Operationsgebiets wurden Schnittentlastungsinzisionen vorgenommen.
- Nach der Lappenanhebung wurde die Innenseite des Lappens kürettiert, um das Taschenepithel und das Granulationsgewebe zu entfernen. Anschließend wurden die Wurzeloberflächen sorgfältig "gereinigt". Etwaige Unregelmäßigkeiten des Alveolarknochens wurden korrigiert, um dem Knochenkamm eine horizontale Kontur zu geben.
- Die Lappen wurden dann so getrimmt, dass sie sich optimal an die Zähne anpassen und den Alveolarknochen sowohl im

bukkalen/lingualen (palatinalen) als auch im interproximalen Bereich gut bedecken.[26]

MODIFIZIERTE KLAPPENOPERATION (KIRKLAND 1931):

1931 beschrieb Kirkland ein chirurgisches Verfahren für die Behandlung von "parodontalen Eitertaschen". Das Verfahren wurde als modifizierte Lappenoperation bezeichnet und ist im Grunde ein Zugangslappen für ein angemessenes Wurzeldebridement.

TECHNIK:

- Bei diesem Verfahren wurden Inzisionen intrakrevikulär durch den Boden der Tasche sowohl auf der labialen als auch auf der lingualen Seite des Interdentalbereichs vorgenommen. Die Inzisionen wurden in mesialer und distaler Richtung erweitert.

- Die Gingiva wurde labial und lingual retrahiert, um die erkrankten Wurzeloberflächen freizulegen, die sorgfältig debridiert wurden. Winkelförmige Knochendefekte wurden kürettiert.

- Nach der Entfernung des Taschenepithels und des Granulationsgewebes von der Innenseite der Lappen wurden diese wieder in ihre ursprüngliche Position gebracht und mit interproximalen Nähten befestigt. Es wurde also nicht versucht, die präoperative Tiefe der Taschen zu verringern.

Im Gegensatz zum ursprünglichen Widman-Lappen sowie zum Neumann-Lappen wurde bei der modifizierten Lappenoperation auf die Einbindung von-:

- Umfangreiche Opferung von nicht entzündetem Gewebe.

51

- Apikale Verschiebung des Gingivarands.

VORTEILE DER MODIFIZIERTEN KLAPPENOPERATION-

- Die Methode könnte im Frontzahnbereich aus ästhetischen Gründen sinnvoll sein, da die Wurzeloberflächen nicht so stark freigelegt sind.
- Es hat das Potenzial zur Knochenregeneration bei intraossären Defekten, die nach Kirkland (1931) häufig auftraten.[26]

Die erste Beschreibung des Lappenverfahrens zum Zweck der Wiederbefestigung stammt von Kirkland aus dem Jahr 1931, als er das grundlegende Design des gingivalen Mukoperiostlappens von Neumann aus dem Jahr 1920 für den ursprünglichen Lappen demonstrierte, aber anstatt den Lappen für die chirurgische Taschenbeseitigung zu beschneiden, versuchte er, die spaltförmige Epithelauskleidung und das entzündete Bindegewebe durch Kürettage des Lappens zu entfernen. [16]

NICHT VERSCHOBENE KLAPPE:

Im Jahr 1965 beschrieb Morris eine Technik, die als "Unreposed Mucoperiosteal Flap" bekannt ist. Gegenwärtig ist der nicht verlagerte Lappen wahrscheinlich die am häufigsten durchgeführte Art der Parodontalchirurgie. Bei dieser Technik wird die Weichgewebetaschenwand mit der ersten Inzision entfernt, so dass sie als "Gingivektomie mit innerer Abschrägung" bezeichnet werden kann. Um diese Technik durchführen zu können, ohne mukogingivale Probleme zu verursachen, sollte der Arzt sicherstellen, dass nach der Entfernung der Taschenwand genügend befestigte Gingiva verbleibt. [32]

TECHNIK:

Schritt 1: Die Taschen werden mit der Parodontalsonde ausgemessen und es wird ein blutender Punkt auf der äußeren Oberfläche der Gingiva erzeugt, um den Taschenboden zu markieren.

Schritt 2: Der Initial- oder Innenschrägschnitt wird nach dem Scalloping der Blutungsspuren an der Gingiva durchgeführt. Der Schnitt wird in der Regel bis zu einem Punkt apikal des Alveolarkamms geführt, je nach Dicke des Gewebes. Je dicker das Gewebe ist, desto apikaler endet die Inzision. Außerdem sollte die Ausdünnung des Lappens bei der ersten Inzision vorgenommen werden, da sie zu diesem Zeitpunkt leichter zu bewerkstelligen ist als später bei einem lockeren, reflektierten Lappen, der schwer zu handhaben ist.

Schritt 3: Der zweite Schnitt oder die Crevikularinzision wird vom Boden der Tasche bis zum Knochen durchgeführt, um das Bindegewebe vom Knochen zu lösen.

Schritt 4: Der Lappen wird mit dem Periostelevator von der inneren Schräginzision aus gespiegelt. In der Regel sind keine vertikalen Inzisionen erforderlich, da der Lappen nicht nach apikal verlagert wird.

Schritt 5: *Die* dritte oder interdentale Inzision wird mit dem Interdentalmesser durchgeführt, wobei das Bindegewebe vom Knochen getrennt wird.

Schritt 6: Der dreieckige Gewebekeil, der durch die drei Einschnitte entstanden ist, wird mit der Kürette entfernt.

Schritt 7: *Der* Bereich wird debridiert, d. h. mit scharfen Küretten werden alle Gewebetags und das Granulationsgewebe entfernt.

Schritt 8: Nach der erforderlichen Zahnsteinentfernung und Wurzelglättung liegt der Lappenrand an der Wurzel-Knochen-Verbindung an. Wenn dies nicht der Fall ist, weil die ursprüngliche Inzision nicht richtig platziert wurde oder ein unerwarteter chirurgischer Eingriff am

Knochen erforderlich ist, wird der Lappenrand nachgeschnitten, damit der Lappenrand an der Wurzel-Knochen-Grenze endet.

Schritt 9: Zur Sicherung des fazialen und lingualen Lappens wird eine kontinuierliche Schlingennaht verwendet. Diese Art der Naht, bei der der Zahn als Anker dient, ist vorteilhaft, um die Lappenränder an der Wurzel-Knochen-Verbindung zu positionieren und zu halten. Der Bereich wird mit einer Parodontalpackung abgedeckt.[32]

VORTEILE:

- Entfernt die Taschenwand.[32]

NACHTEILE:

- Schlechte Ästhetik.
- Die Exposition der Zahnwurzeln führt zu Empfindlichkeit und Karies.[32]

MODIFIZIERTE WIDMAN-KLAPPE:

Ramfjord und Nissle prägten 1974 den Begriff modifizierter Widman-Lappen, obwohl das Verfahren bereits 1965 von Morris angewendet und als nicht positionierter Mukoperiostlappen bezeichnet wurde. Morris beschrieb diesen Lappen 1965 als "den einfachen Mukoperiostlappen, kombiniert mit der umgekehrten schrägen Inzision und der knöchernen Resektion". Für den Lappen wurden drei Inzisionen verwendet: die innere schräge Inzision, die 1 bis 1,5 mm von der Gingiva entfernt beginnt

Die horizontale Inzision wird mit einer Kürette oder einem interproximalen Messer in die Interdentalräume koronal zum Knochen gesetzt und der Gingivakragen entfernt, nachdem der Lappen gespiegelt wurde.[15]

INDIKATIONEN:

1. Tiefe Taschen (mehr als 5 mm) im anterioren und bukkalen Seitenzahnbereich des Oberkiefers.

2. Intraossäre Taschen und Krater

3. Taschen mit Furkationsbeteiligung

4. Knochentransplantate

5. Hohe Kariesrate

6. Starke Wurzelüberempfindlichkeit[36]

TECHNIK:

Schritt 1:

- Die erste Inzision ist die innere Schräginzision zum Alveolarkamm, die 0,5 bis 1 mm vom Zahnfleischrand entfernt beginnt.[56]
- Der erste Gingivaschnitt sollte mit einem Messer erfolgen, das parallel zur Längsachse des Zahns geführt werden kann.
- Sind die bukkalen oder lingualen Taschen tiefer als 2 mm, sollte diese erste Inzision mindestens ½ mm vom freien Gingivarand entfernt erfolgen, um eine vollständige Entfernung des gesamten Krebsepithels zu gewährleisten.
- Wenn die Bukkalspalte 2 mm oder weniger beträgt und/oder ästhetische Erwägungen von großer Bedeutung sind, kann eine intrakrevikuläre/krestale Inzision vom freien Gingivarand aus

vorgenommen werden, um die postoperative Gingivaschrumpfung zu minimieren.

- Das Scalloping folgt dem Zahnfleischrand. Um die Abdeckung des interproximalen Knochens durch den Lappen nach dem Eingriff zu gewährleisten, ist es oft ratsam, den Scalloping-Effekt der ersten Inzision zu übertreiben, indem man 1 bis 2 mm von der mittleren palatinalen Oberfläche der Zähne entfernt bleibt, während die interproximalen Inzisionen nahe an die Zahnoberflächen heranreichen. Es sollte darauf geachtet werden, dass die Klinge so eingesetzt wird, dass die Papillen in einer ähnlichen Dicke wie der verbleibende Gesichtslappen belassen werden.
- Vertikale entspannende Schnitte sind nicht erforderlich.[26]

Schritt 2:
- Die Gingiva wird mit einem periostalen Elevator gespiegelt.

Schritt 3:
- Es wird ein spaltförmiger Einschnitt vom Boden der Tasche bis zum Knochen vorgenommen, der den dreieckigen Gewebekeil, der das Taschenfutter enthält, umschreibt

Schritt 4:
- Nach der Spiegelung des Lappens wird ein dritter Schnitt im Interdentalraum koronal zum Knochen mit einer Kürette oder einem Interproximalmesser vorgenommen und der Zahnfleischkragen entfernt.

Schritt 5:
- Gewebetags und Granulationsgewebe werden mit einer Kürette entfernt. Die Wurzeloberfläche wird überprüft, dann skaliert und

bei Bedarf gehobelt. An der Zahnoberfläche verbleibende parodontale Fasern sollten nicht gestört werden.

Schritt 6:

- Die Knochenarchitektur wird nur dann korrigiert, wenn sie die enge Anpassung an die Zahnhälse verhindert.

- Der Lappen wird so angepasst, dass der interproximale Knochen zum Zeitpunkt des Nähens in keiner Weise freigelegt wird.

- Der Lappen kann ausgedünnt werden, um eine enge Anpassung der Gingiva um den gesamten Zahnumfang und interproximal aneinander zu ermöglichen.

Schritt 7:

In jeden Interdentalraum werden unterbrochene Direktnähte gelegt und mit Tetracyclin (Achromycin)-Salbe und einer parodontalchirurgischen Packung abgedeckt.[32]

Unterschiede zur "Original Widman-Klappe"

Zur Wiederbefestigung wurde hauptsächlich eine offene subgingivale Kürettage durchgeführt, während der Hauptzweck des Original Widman-Lappens in der Beseitigung von Taschen bestand.

- Die primäre Inzision ist eine umgekehrte, abgeschrägte, teilweise dünne Inzision, die parallel zur Längsachse des Zahns verläuft und auf den Knochenkamm gerichtet ist.

- Die sekundäre Inzision ist die intra-sulkuläre Inzision und wird um die Zahnoberflächen herum durchgeführt.

- Nach dem Anheben der Lappen wurde der gelockerte Gewebekragen am Alveolarkamm entfernt.

- Es kam zu keiner apikalen Verschiebung des Lappens.

- Keine Knochenkonturierung (Beseitigung von Taschen)

- Übertriebenes palatinales Scalloping für eine optimale Lappenanpassung.[37]

Vorteile des modifizierten Widman-Flap-Verfahrens gegenüber der subgingivalen Kürettage

Dieser Lappentyp stellt eigentlich eine Abwandlung der subgingivalen Kürettage dar. Sie bietet:

- Besserer Zugang zur Wurzeloberfläche als bei der Kürettage.

- Ermöglicht die Entfernung der epithelialen Auskleidung der Tasche mit weniger Trauma und Unannehmlichkeiten.

- Außerdem wird eine bessere Anpassung an den Zahn erreicht als bei der Kürettage.[37]

VORTEILE:

- Die Möglichkeit, eine enge Anpassung des Weichgewebes an die Wurzeloberflächen zu erreichen.

- Das Minimum an Trauma, dem der Alveolarknochen und das weiche Bindegewebe ausgesetzt sind.

- Weniger Freilegung der Wurzeloberflächen, was aus ästhetischer Sicht ein Vorteil bei der Behandlung von Frontzahnsegmenten ist.[26]

58

NACHTEILE:

- Unfähigkeit, Taschen zu beseitigen.
- Schwierig durchzuführen bei dünner und schmaler befestigter Gingiva.
- Flache oder konkave interproximale Architektur unmittelbar nach Entfernung des chirurgischen Verbandes, insbesondere im Bereich der interproximalen Knochenkrater.
- Wenn es nicht gelingt, die bukkalen oder lingualen Lappen vollständig zu approximieren, oder wenn die Lappen bei Versuchen, einen modifizierten Widman-Lappen zu verwenden, nur unzureichend an den Zähnen anliegen, führt dies häufig zu schlechten Ergebnissen, da entzündete und tiefe Parodontaltaschen zurückbleiben.[47]

Becker W, Becker BE, Caffesse R et al. führten **2001** eine Studie zum Vergleich von Scaling und Wurzelglättung (SRP), Knochenchirurgie (OS) und modifiziertem Widman-Verfahren (MW) zur Behandlung von Parodontalerkrankungen durch und kamen zu dem Schluss, dass eine signifikante Verringerung des Gingivawertes, des Plaquewertes und der Taschentiefe (PD) zu verzeichnen war, jedoch nicht signifikant in Bezug auf das klinische Attachmentniveau. Die PD wurde bei OS stärker reduziert als bei MWF und am wenigsten bei SRP.[2]

Gaspirc B und Skaleric U führten **2007** eine Studie durch, um die langfristigen klinischen Ergebnisse der Erbium-dotierten: Yttrium, Aluminium und Granat (Er:YAG)-Laser-unterstützten parodontalen Lappenchirurgie im Vergleich zur konventionellen Behandlung mit dem modifizierten Widman-Lappen-Verfahren zu bewerten, und stellten fest, dass der Er:YAG-Laser im Vergleich zur konventionellen Widman-

Lappenchirurgie eine stärkere PD-Reduktion und eine Verbesserung der CAL über einen Zeitraum von bis zu drei Jahren bewirkt.[17]

Paul GT, Hemalata M, Faizuddin M führten **2010** eine Studie durch, in der ein modifizierter Widman-Lappen und die nicht-chirurgische Therapie der SRP zusammen mit einer Vorrichtung zur kontrollierten Abgabe von Medikamenten (Chlorhexidin-Chip) bei der Behandlung mittelgroßer bis tiefer Taschen verglichen wurden. Sie stellten fest, dass die SRP zusammen mit der Vorrichtung zur kontrollierten Abgabe von Medikamenten im Vergleich zur chirurgischen Behandlung ähnliche Verbesserungen der Taschentiefe und des klinischen Attachmentlevels bewirkt. Bei der Entscheidung, welcher Behandlungsansatz für die Behandlung chronischer Parodontalerkrankungen zu wählen ist, müssen jedoch mehrere Faktoren berücksichtigt werden.[34]

APIKAL REPOSITIONIERTER LAPPEN:

Der apikal positionierte Lappen ist eine der am häufigsten verwendeten Techniken zur Beseitigung von Parodontaltaschen. Ein Lappen, der durch eine Inzision mit interner Schräge hergestellt wird, wird apikal von der ursprünglichen Position verschoben, und die Naht wird auf dem Alveolarkamm oder in einer leicht koronalen Position ausgeführt.

Die Position der Klappenverschiebung variiert je nach dem:

1. Dicke des Alveolarrandes im Operationsgebiet.

2. Breite der befestigten Gingiva.

3. Klinische Kronenlänge, die für ein Abutment erforderlich ist.

Die apikal positionierte Lappenchirurgie wird häufig eingesetzt, um parodontale Taschen zu beseitigen, die Breite der befestigten Gingiva zu vergrößern, die klinische Krone für die prothetische Behandlung zu verlängern und die Morphologie von Gingiva und Gingiva-

Alveolarknochen zu verbessern. Sie ist jedoch nicht für schwere Parodontalerkrankungen oder für die ästhetische Zone geeignet.[43]

INDIKATIONEN:

  1. Ausrottung von Taschen.
  2. Verbreiterung der Zone der befestigten Gingiva.[32]

KONTRAINDIKATIONEN:

- Parodontale Taschen bei schwerer Parodontalerkrankung.
- Parodontaltaschen in Bereichen, in denen die Ästhetik entscheidend ist.
- Tiefe intraossäre Defekte.
- Patient mit hohem Kariesrisiko.
- Schwere Überempfindlichkeit.
- Zahn mit ausgeprägter Mobilität und starkem Attachmentverlust.
- Zahn mit extrem ungünstigem klinischen Kronen-Wurzel-Verhältnis.[43]

TECHNIK:

1954 beschrieb Nabers die "Neupositionierung der befestigten Gingiva". Er verwendete einen vertikalen Freischnitt, der mesial im Bereich der tiefsten Tasche platziert wurde. Später, 1957, führte er den inversen Schrägschnitt ein, den er als "Repositionierungsschnitt" bezeichnete und der den inneren Schnitt vom Zahnfleischrand zum Alveolarkamm umfasst. Diese Inzision, so erklärte er, würde eine leichtere Lappenspiegelung ermöglichen und zu einem dünneren Gingivarand führen. Im selben Jahr modifizierten Ariaudo und Tyrrell die Technik von Nabers und empfahlen zwei vertikale Entlastungsinzisionen anstelle von nur einer, um die Mobilisierung des Lappens zu erleichtern. 1962 veröffentlichte Friedman die Technik in seiner Arbeit und prägte den Begriff "apikal repositionierter Lappen". Heute wird das Wort "repositionieren" durch den Begriff "positionieren" ersetzt, da "repositionieren" bedeutet, den Lappen wieder an die Stelle zu setzen, an der er sich zuvor befand.[15]

Nach **Friedman (1962)** sollte die Technik wie folgt durchgeführt werden:

- Eine Inzision mit umgekehrter Schräge wird mit einem Skalpell mit Bard-Parker-Klinge (Nr. 12B oder Nr. 15) durchgeführt. Wie weit der Einschnitt vom bukkalen/lingualen Gingivarand entfernt erfolgen sollte, hängt von der Taschentiefe sowie von der Dicke und Breite der Gingiva ab. Wenn die Gingiva präoperativ dünn ist und nur eine schmale Zone keratinisierten Gewebes vorhanden ist, sollte der Einschnitt nahe am Zahn erfolgen. Die Schräginzision sollte eine schräg verlaufende Kontur erhalten, um eine maximale interproximale Abdeckung des Alveolarknochens zu gewährleisten, wenn der Lappen anschließend reponiert wird. An den Endpunkten der umgekehrten Inzision werden jeweils vertikale, in die Alveolarschleimhaut hineinreichende Entlastungsinzisionen vorgenommen, die eine apikale Repositionierung des Lappens ermöglichen.

- Ein vollflächiger Mukoperiostlappen mit bukkaler/lingualer Gingiva und Alveolarschleimhaut wird mit einem Mukoperiostheber angehoben. Der Lappen muss über die mukogingivale Linie hinaus angehoben werden, um das Weichgewebe apikal reponieren zu können. Der marginale

Gewebekragen, einschließlich des Taschenepithels und des Granulationsgewebes, wird mit Küretten entfernt, und die freiliegenden Wurzeloberflächen werden sorgfältig geschuppt und gehobelt.

- Der Alveolarkamm wird mit dem Ziel rekonturiert, die normale Form des Alveolarfortsatzes wiederherzustellen, allerdings auf einem apikaleren Niveau. Der knöcherne Eingriff wird mit chirurgischen Bohrern und/oder Knochenmeißeln und Feilen durchgeführt.

- Nach sorgfältiger Anpassung wird der bukkale/linguale Lappen auf das Niveau des neu rekonturierten Alveolarkamms reponiert und in dieser Position befestigt. Aufgrund der angewandten Inzisions- und Exzisionstechnik ist es nicht immer möglich, den entblößten interproximalen Alveolarknochen angemessen mit Weichgewebe abzudecken. Daher sollte ein Parodontalverband angelegt werden, um den freiliegenden Knochen zu schützen und das Weichgewebe auf der Höhe des Knochenkamms zu halten. Nach der Einheilung bleibt eine "adäquate" Zone der Gingiva erhalten und es sollten keine Resttaschen verbleiben.[25]

VORTEILE:

1. Eliminiert parodontale Taschen.

2. Erhält die befestigte Gingiva und erhöht ihre Breite.

3. Stellt die Morphologie des Zahnfleisches her und erleichtert eine gute Hygiene.

4. Sorgt für eine gesunde Wurzeloberfläche, die für die biologische Breite am Alveolarsaum und die verlängerte klinische Krone erforderlich ist.[43]

NACHTEILE:

- Kann aufgrund der freiliegenden Wurzeln ästhetische Probleme verursachen.
- Kann zu einem Verlust von Anhaftungen aufgrund einer Operation führen.
- Kann Überempfindlichkeit hervorrufen.
- Kann das Risiko von Wurzelkaries erhöhen.
- Ungeeignet für die Behandlung von tiefen Parodontaltaschen.
- Möglichkeit der Freilegung von Furkationen und Wurzeln, was die postoperative supragingivale Plaquekontrolle erschwert.[43]

Martins TM et al. präsentierten **2010** einen klinischen Fall eines apikal positionierten Lappens mit Osteotomie zur Korrektur des ästhetischen Lächelns und kamen zu dem Schluss, dass die apikal positionierte Lappentechnik geeignet ist, um klinische Kronen zu verlängern, ein harmonisches Lächeln für den Patienten zu erreichen und eine zufriedenstellende Breite der befestigten Gingiva zu erhalten.[28]

Carnio J, Miller PD Jr. stellten **1999** eine Studie vor, in der sie eine Modifikation der Technik des apikal repositionierten Lappens beschrieben. Im Gegensatz zur ursprünglichen Technik bleibt bei dieser Technik die marginale Gingiva erhalten, um das Risiko einer Rezession zu vermeiden, und es wurde festgestellt, dass die Modifikation des apikal repositionierten Lappens wirksam und effizient ist, um die Höhe der befestigten Gingiva zu erhöhen. Dieses chirurgische Verfahren verursacht ein geringes chirurgisches Trauma und erfordert kein palatinales Spendergewebe oder die Platzierung einer Membran. Es ist einfacher, da es weniger zeitaufwändig ist, keine Nähte erfordert und zu einer idealen Farbanpassung des Gewebes führt.[7]

 Carnio J, Camargo PM, Passanezi E. legten **2007** einen Bericht über die Wirksamkeit des modifizierten apikal repositionierten Lappens (MARF) bei der Vergrößerung der apikokoronalen Dimension der befestigten Gingiva über mehreren benachbarten Zähnen vor und kamen zu dem Schluss, dass der modifizierte apikal repositionierte Lappen (MARF) eine wirksame Technik zur Vergrößerung der apikokoronalen Dimension des keratinisierten Gewebes und der befestigten Gingiva ist. Sie hat Vorteile gegenüber anderen mukogingivalen Operationstechniken: Einfachheit, begrenzte Behandlungszeit für den Patienten und den Operateur, geringe Morbidität, da kein palatinales Spendergewebe benötigt wird, und eine vorhersagbare Farbanpassung des Gewebes.[6]

PALATAL FLAP:

Der chirurgische Ansatz für den Gaumenbereich unterscheidet sich von dem für andere Bereiche aufgrund der Beschaffenheit des Gaumengewebes und der Anatomie des Bereichs. Das Gaumengewebe ist ein festsitzendes, keratinisiertes Gewebe und hat keine der elastischen Eigenschaften, die mit anderen gingivalen Geweben verbunden sind. Daher kann das Gaumengewebe weder apikal verschoben werden, noch kann ein partieller (geteilter) Lappen verwendet werden.[32]

ANATOMISCHE MERKMALE DES GAUMENGEWEBES:

Aufgrund der anatomischen Merkmale des Gaumens müssen Gaumenklappen unterschiedlich gestaltet werden. Aus den folgenden Gründen ist es wünschenswert, tiefe palatinale Parodontaltaschen vollständig zu entfernen und einen flachen physiologischen Gingivasulkus zu schaffen:

- Das Gaumengewebe ist Kaumuskulatur und unbeweglich; es hat keine elastischen Fasern und lockeres Bindegewebe. Daher ist es unmöglich, einen Gaumenlappen apikal zu verschieben.

- Das palatinale Gewebe ist ein dickes, keratinisiertes Gewebe; daher ist eine genaue, enge Anpassung an die Zahnoberfläche und den Knochenrand schwierig, und die postoperative Gingivamorphologie kann ungünstig sein. Es kann ein Gingivakrater entstehen, ein dickes Regal, das das Zähneputzen erschwert. Solche parodontalen Taschen neigen postoperativ zum Wiederauftreten.

- Eine Reduktion der parodontalen Tasche bei einer dicken Gingivawand im palatinalen Bereich ist aufgrund der minimalen Gingivaschrumpfung, die durch eine Initialtherapie wie Zähneputzen oder Zahnsteinentfernung erreicht wird, eher selten.

- Die Unzugänglichkeit von Reinigungsinstrumenten kann zu unzureichender Selbstpflege führen.

Wenn die Gingiva im Gaumenlappen dick ist, wird eine teilweise schräge Inzision vorgenommen, die Lappen werden mit dünner und gleichmäßiger Dicke präpariert und der Lappen eng an die Zahnoberfläche und den Alveolarknochen angepasst. Es ist notwendig, eine Form zu erreichen, die sich postoperativ leicht reinigen lässt.[43]

OPERATION DES PARTIELLEN GAUMENLAPPENS:

Die partielle Gaumenklappenchirurgie wurde **1969** von **Staffileno** entwickelt und **1980** von **Corn et al.** verbessert. Sie wird zur Beseitigung von Parodontaltaschen eingesetzt, in denen dickes Gaumengewebe vorhanden ist. Dieses Verfahren ist wertvoll, weil es in Bereichen mit dickem Zahnfleischgewebe eingesetzt werden kann. [46]

Die Vorteile sind:

- Die Klappenstärke kann angepasst werden.
- Der Gaumenlappen kann in die richtige Position gebracht werden.
- Eine bessere postoperative Gingivamorphologie ist mit einem dünnen Lappendesign möglich.
- Die Behandlungen können kombiniert werden (Knochenresektion und Keilverfahren).
- Schnelle Heilung.
- Einfaches Management des Gaumengewebes.
- Minimale Schädigung des Gaumengewebes. [43]

Bei der Bestimmung der Position der primären Inzision in der Gaumenlappenchirurgie ist Folgendes zu beachten:

- Dicke des Gaumengewebes.
- Tiefe der parodontalen Tasche.
- Grad des knöchernen Defekts.
- Notwendigkeit einer Osteoplastik und erforderliche klinische Kronenlänge.
- Angewandte chirurgische Methoden (oder Techniken). [42]

TECHNIK:

- Die erste Inzision kann eine gewöhnliche Inzision mit innerer Schräge sein, gefolgt von crevikulären und interdentalen Inzisionen. Ist das Gewebe dick, kann eine horizontale Gingivektomie-Inzision vorgenommen werden, gefolgt von einer Inzision mit interner

Schräge, die am Rand dieser Inzision beginnt und an der Seitenfläche des darunter liegenden Knochens endet.

- Die Platzierung des inneren Schrägschnitts muss so erfolgen, dass der Lappen um den Zahn passt, ohne den Knochen freizulegen.

- Bevor der Lappen in die endgültige Position für die Skalierung und das Management von knöchernen Läsionen gespiegelt wird, muss seine Dicke überprüft werden.

- Die Lappen sollten dünn sein, um sich an das darunter liegende Knochengewebe anzupassen und einen dünnen, messerartigen Gingivarand zu bilden.

- Eine scharfe, dünne Papille, die schlecht um die Interdentalbereiche am Zahn-Knochen-Übergang positioniert ist, ist wichtig, um das Wiederauftreten von Weichgewebetaschen zu verhindern.

- Der apikale Teil der Ausbuchtung sollte schmaler sein als der Linienwinkelbereich, da sich die palatinale Wurzel apikal verjüngt. Eine runde Jakobsmuschel führt zu einem Palatinallappen, der sich nicht eng an die Wurzel anschmiegt. Dieses Verfahren sollte vor der vollständigen Spiegelung des Gaumensegels durchgeführt werden, da ein loser Lappen für die Präparation schwer zu fassen und zu stabilisieren ist.

- Die Ausdünnung des Gaumenlappens erfolgt, indem der innere Teil des Lappens mit einer Moskito-Hemostate festgehalten und mit einer scharfen Skalpellklinge #15 weggeschnitten wird. Es muss darauf geachtet werden, dass der Lappen nicht perforiert oder zu stark ausgedünnt wird.

- Der Rand des Lappens muss dünner sein als die Basis; daher sollte die Klinge zur Seitenfläche des Gaumenknochens hin abgewinkelt werden.

- Das durchtrennte innere Bindegewebe wird mit einer Hämostase entfernt.
- Der Lappen wird neu approximiert und vernäht.

Der Zweck des Gaumenlappens sollte vor der Inzision bedacht werden. Besteht der Zweck des Eingriffs im Débridement, wird die Inzision mit interner Abschrägung so geplant, dass sich der Lappen beim Nähen an die Wurzel-Knochen-Verbindung anpasst. Ist eine knöcherne Resektion erforderlich, sollte die Inzision so geplant werden, dass das abgesenkte Knochenniveau beim Schließen des Lappens kompensiert wird. Die Position der Inzision sollte durch Sondieren und Sondieren des Knochenniveaus und der Tiefe der intraossären Tasche bestimmt werden.[32]

LAPPEN, UM WIEDERANHEFTUNG UND REGENERATION ZU INDUZIEREN

DISTALES KEILVERFAHREN:

Die Behandlung von Parodontaltaschen an der distalen Oberfläche der terminalen Molaren wird häufig durch das Vorhandensein von knolligem Gewebe über den Oberkiefer- oder prominenten retromolaren Pads im Unterkiefer erschwert. Auch tiefe vertikale Defekte sind häufig in Verbindung mit dem überflüssigen fibrösen Gewebe vorhanden. Einige dieser knöchernen Läsionen können auf eine unvollständige Reparatur nach der Extraktion impaktierter dritter Molaren zurückzuführen sein.

Die Gingivektomie-Inzision ist der direkteste Ansatz für die Behandlung distaler Taschen, die über ausreichend befestigte Gingiva und keine knöchernen Läsionen verfügen. Der Lappenansatz ist jedoch postoperativ weniger traumatisch, da er eine primäre Verschlusswunde und nicht die offene sekundäre Wunde hinterlässt, die bei einer Gingivektomie-Inzision entsteht. Außerdem bleibt die Gingiva erhalten, und die knöchernen Defekte können untersucht und bei Bedarf korrigiert werden. Verfahren für diesen Zweck wurden von **Robinson (1966) und Braden (1969)** beschrieben und von mehreren Forschern modifiziert.[32]

ZIELE DES DISTALEN KEILVERFAHRENS:

1. Zur Beseitigung von Parodontaltaschen.
2. Pflegen und erhalten Sie die befestigte Gingiva.
3. Machen Sie den Bereich für die Instrumentierung zugänglich.
4. Verlängern Sie die klinische Krone.
5. Schaffen Sie eine leicht zu reinigende gingival-alveoläre Form.[43]

Das Verfahren ermöglicht die Entfernung von dickem Zahnfleischgewebe an der zahnlosen Stelle neben der Schnapp-Kupplung. Liegt ein knöcherner Defekt vor, wird auch die Knochenmorphologie korrigiert, indem sie abgeflacht wird, und der intraossäre Defekt kann beseitigt werden. Die parodontale Tasche wird beseitigt und ein flacher gingivaler Sulkus geschaffen, der für die postoperative Pflege günstig ist. Bei einem primären Verschluss bietet ein dünner Lappen die beste Anpassung an den Zahn und den Knochen. Dies gewährleistet nicht nur die Beseitigung der Parodontaltasche, sondern lindert auch die Schmerzen und verkürzt die Heilungsdauer.[43]

FAKTOREN, DIE DAS LAPPENDESIGN EINES WEDGE-VERFAHRENS BESTIMMEN:

1. Größe und Form
2. Dicke des Weichteilgewebes
3. Schwieriger Zugang

		Square incision	Linear incision	Triangular incision	Pedicle incision
Band of attached gingiva	Narrow		○		○
Size of wedge	Big	○			○
	Small			○	
Thickness of soft tissue	Thick	○			○
	Thin		○		
Periodontal pocket in edentulous side	Deep	○		○	○
	Shallow				
Access to osseous defect	Difficult	○			○
	Easy		○	○	
Wound closure	Reliable	○	○		○
Regenerative procedure			○		○

INDIKATIONEN FÜR DIE QUADRATISCHE INZISION:

1. Langer und großer zahnloser Kamm, Tuberositas maxillaris und retromolares Dreieck.

2. Viel zu entfernendes Gewebe im Bereich des Keils.

3. Ausreichend vorhandenes Band an befestigter Gingiva.

4. Tiefe parodontale Taschen und knöcherne Defekte auf der mesialen und distalen Seite der Schnapp-Kupplung.

Es wird eine quadratische Inzision mit zwei parallelen inneren Schrägschnitten und einer vertikalen Inzision vorgenommen. Der vertikale Schnitt ist ein Entlastungsschnitt, damit sich der Lappen besser an die Quelle anpassen kann. Die Menge des zu entfernenden Keilgewebes (der Abstand zwischen den beiden inneren Schrägschnitten) wird durch eine Reihe von Faktoren bestimmt.[43]

FAKTOREN, DIE DIE MENGE DES ENTFERNTEN KEILGEWEBES BESTIMMEN:

1. Dicke des Weichteilgewebes
2. Tiefe der parodontalen Tasche und des knöchernen Defekts
3. Menge des zu entfernenden Knochens (ggf. durch Osteoplastik oder Ostektomie)
4. Klinische Kronenlänge, die für das Abutment erforderlich ist
5. Pontische Form[43]

STIELINZISION:

Die Pedikelinzision ist eine schwierige Technik, die jedoch viele Vorteile hat.

VORTEILE:

1. Schnelle postoperative Heilung.
2. Weniger postoperatives Unbehagen.
3. Vollständige Deckung des knöchernen Defekts im Bereich des Keils.
4. Sicherer Zugang zur Furkation und zum knöchernen Defektbereich.
5. Reibungslose Präparation des Alveolarkamms, was die Anpassung des Brückenglieds erleichtert.
6. Kein Verlust der Befestigung.[43]

INDIKATIONEN:

1. Schmales Band aus befestigter Gingiva.
2. Dickes Weichteilgewebe.
3. Es soll ein Stück Knochen als Spenderstelle für ein Knochentransplantat entnommen werden.
4. Knochendefekt in der Nähe der Kieferhöhle.
5. Regeneratives Verfahren (Knochentransplantat, GTR) aufgrund eines tiefen intraossären Defekts indiziert.[43]

DAS KEILVERFAHREN IM UNBEZAHNTEN KIEFERKAMM:

Um gesundes Parodontalgewebe im zahnlosen Bogen zu erhalten, ist es wichtig, die Form des zahnlosen Kammes neben dem Pfeilerzahn zu berücksichtigen. Das Keilverfahren ist eine Methode zur Beseitigung parodontaler Taschen in zahnlosen Bereichen. Es wird auch verwendet, um parodontales Gewebe zu rekonturieren, das sich am Pfeilerzahn neben dem Tuberculum maxillareum oder dem retromolaren Dreieck bildet. Ein zahnloser Bereich, der an einen Pfeilerzahn angrenzt, neigt dazu, nach einer Parodontaltherapie tiefe Parodontaltaschen mit wiederkehrenden Parodontalerkrankungen zu bilden.[43]

PROBLEME EINES ZAHNLOSEN RAUMS NEBEN EINER SCHNAPP-KUPPLUNG:

1. Schwierige Plaquekontrolle.
2. Die Wirkung der Erstbehandlung kann aufgrund der eingeschränkten Zugänglichkeit der Instrumente beim Scaling und Root Planing suboptimal sein.
3. Die Tuberositas maxillaris und das retromolare Dreieck sind mit dicker Gingiva bedeckt und neigen zur Bildung tiefer Parodontaltaschen. Daher wird häufig eine fortgeschrittene Furkationsbeteiligung beobachtet.
4. Das an den zahnlosen Raum angrenzende Abutment ist ein Schlüsselzahn für die Okklusion und wird in seiner Funktion stark beansprucht. Daher besteht ein hohes Risiko, dass sich eine schwere Parodontalerkrankung entwickelt.

Um ein gutes parodontales Milieu um die Schnapp-Kupplung neben dem zahnlosen Kieferkamm zu erhalten, wird daher eine parodontale Tascheneliminierung mit dem Keilverfahren empfohlen. [43]

PAPILLENERHALTUNGSTECHNIK:

Um das interdentale Weichgewebe für eine maximale Weichgewebeabdeckung nach einem chirurgischen Eingriff zur Behandlung proximaler Knochendefekte zu erhalten, schlugen **Takei et al.** (1985) einen chirurgischen Ansatz vor, der als Papillenerhaltungstechnik bezeichnet wird. Später beschrieben **Cortellini et al.** (1995, 1999) Modifikationen des Lappendesigns, die in Kombination mit regenerativen Verfahren verwendet werden können. Aus ästhetischen Gründen wird die Papillenerhaltungstechnik häufig bei der chirurgischen Behandlung von Frontzahnregionen angewandt.[26]

ZIEL:

Erhaltung des interdentalen Weichgewebes für eine maximale Weichgewebeabdeckung nach einem chirurgischen Eingriff zur Behandlung proximaler Knochendefekte.[26]

INDIKATIONEN:

- Bei der chirurgischen Behandlung von Frontzähnen. [26]

TECHNIQUE (Takei 1985):

- Die intrasulkuläre Inzision erfolgt an der fazialen und proximalen Seite der Zähne, ohne die Interdentalpapille zu durchtrennen.
- Anschließend wird eine intrasulkuläre Inzision entlang der lingualen/palatinalen Seite der Zähne vorgenommen.

b) Anschließend wird eine vertikale interne Matratzennaht zwischen dem bukkalen Aspekt der interproximalen Papille (d. h. dem koronalsten Teil des Gaumenlappens, der die Interdentalpapille einschließt) und dem koronalsten Teil des bukkalen Lappens platziert. Beim Abbinden der Naht wird ein primärer Verschluss des koronal positionierten bukkalen Lappens mit der erhaltenen Papille im interproximalen Bereich erreicht. Die koronale Positionierung des Interdentalgewebes wird über der Membran erreicht.

c) Die vertikalen Entlastungsschnitte werden mit einer apiko-koronalen Standardnaht genäht, um die Spannung im interproximalen Gewebe zu lösen.

d) Interproximale Nähte werden gelegt, um die mesiale und die distale Verlängerung des Lappens zu schließen.

e) Es wird kein chirurgischer Verband angelegt.[11]

VORTEILE:

- Ermöglicht die vollständige Abdeckung der Teflonmembran.
- Primärer Verschluss des Mukoperiostlappens im Interdentalraum in 93 % der Fälle.
- Interdentalgewebe bedeckt die Membran bis zu ihrer Entfernung für 6 Wochen.[11]

NACHTEILE:

- Technisch empfindlich
- Bei Molaren mit vorhandenem Interproximalraum führte die Anwendung der gewünschten chirurgischen Technik nicht zum gewünschten Primärverschluss.

- Das schmale interdentale Weichgewebe ist eher von einer Nekrose betroffen.[11]

VEREINFACHTER PAPILLENERHALTUNGSLAPPEN:

Um einige der technischen Probleme zu überwinden, die bei der MPPT aufgetreten sind, wurde anschließend ein anderer Ansatz entwickelt, nämlich die vereinfachte Papillenerhaltungslasche (Simplified Papilla Preservation Flap, SPPF) **(Cortellini et al. 1999).**[27]

TECHNIK:

- Dieser andere und vereinfachte Ansatz für die interdentale Papille beinhaltet eine erste Inzision quer über die defektassoziierte Papille, beginnend am Gingivarand im bukkalen Winkel des betroffenen Zahns, um den mittleren interdentalen Teil der Papille unter dem Kontaktpunkt des Nachbarzahns zu erreichen.
- Diese schräge Inzision wird parallel zur Längsachse der Zähne durchgeführt, um eine übermäßige Ausdünnung des verbleibenden Interdentalgewebes zu vermeiden.
- Die erste schräge interdentale Inzision wird intrasulkulär auf der bukkalen Seite der Nachbarzähne des Defekts fortgesetzt.
- Nach der Elevation eines bukkalen Volllappens wird das restliche Gewebe der Papille sorgfältig von den Nachbarzähnen und dem darunter liegenden Knochenkamm gelöst.
- Das interdentale Papillengewebe an der Defektstelle wird zusammen mit dem lingualen/palatinalen Lappen vorsichtig angehoben, um den interdentalen Defekt vollständig freizulegen.
- Nach dem Defektdebridement und der Wurzelglättung werden bei Bedarf vertikale Entlastungsschnitte und/oder Periostschnitte

durchgeführt, um die Mobilität des bukkalen Lappens zu verbessern.

- Nach dem Anbringen einer Barrieremembran wird versucht, das Interdentalgewebe oberhalb der Membran mit Hilfe von Nähten spannungsfrei zu verschließen.[27]

Cortellini P et al. führten **2001** eine Studie durch, um die Wirksamkeit eines vereinfachten Papillenerhaltungslappens mit oder ohne Barrieremembran bei tiefen intraossären Defekten zu vergleichen, und bestätigten die zusätzlichen Vorteile einer gesteuerten Geweberegeneration im Vergleich zum Zugangslappen allein.[13]

MINIMALINVASIVE CHIRURGISCHE TECHNIK (NEBEL):

Um eine noch größere Wundstabilität zu erreichen und die Morbidität des Patienten weiter einzuschränken, kann ein Papillenerhaltungslappen im Rahmen einer minimalinvasiven, hochauflösenden, vergrößerungsunterstützten Operationstechnik verwendet werden **(Cortellini & Tonetti 2007)**. Ein solcher minimalinvasiver Ansatz eignet sich besonders für die Behandlung in Verbindung mit biologisch aktiven Wirkstoffen wie Schmelzmatrixderivaten oder Wachstumsfaktoren.[27]

TECHNIK:

Die defektassoziierte Interdentalpapille wurde entweder mit dem SPPF (Cortellini et al. 1999) oder dem MPPT (Cortellini et al. 1995) erreicht.

- Die SPPF wurde immer dann durchgeführt, wenn die Breite des Interdentalraums 2 mm oder weniger betrug, während die MPPT bei Interdentalräumen, die breiter als 2 mm waren, angewendet wurde.

- Die interdentale Inzision (SPPF oder MPPT) wurde auf die bukkalen und lingualen Aspekte der beiden an den Defekt angrenzenden Zähne ausgedehnt. Diese Inzisionen waren streng intra-sulkulär, um die gesamte Höhe und Breite der Gingiva zu erhalten, und ihre mesio-distale Ausdehnung wurde auf ein Minimum beschränkt, um die korono-apikale Elevation eines sehr kleinen, vollflächigen Lappens mit dem Ziel zu ermöglichen, nur 1-2 mm des defektassoziierten Restknochenkamms freizulegen.

- Wenn möglich, wurde nur die defektassoziierte Papille erreicht und vertikale Entlastungsschnitte wurden vermieden.

- Die kürzeste mesio-distale Ausdehnung der Inzision und die geringste Lappenreflexion traten auf, wenn der intraknöcherne Defekt ein reiner Dreiwanddefekt war oder flache zwei- und/oder einwandige Teilkomponenten aufwies, die vollständig im interproximalen Bereich lagen. In diesen Fällen umfasste die mesio-distale Inzision nur die defektassoziierte Papille und einen Teil der bukkalen und lingualen Aspekte der beiden Nachbarzähne des Defekts.

- Der Full-Thickness-Lappen wurde nur minimal angehoben, um den bukkalen und lingualen Knochenkamm freizulegen, der den Defekt im interdentalen Bereich begrenzte. Eine größere korono-apikale Elevation des Full-Thickness-Lappens war erforderlich, wenn der koronale Anteil des intraossären Defekts eine tiefe zweiwandige Komponente aufwies.

- Die korono-apikale Ausdehnung des Lappens wurde an der Stelle, an der die knöcherne Wand erhalten war (entweder bukkal oder lingual), auf ein Minimum beschränkt und an der Stelle, an der die knöcherne Wand fehlte (lingual oder bukkal), weiter nach apikal ausgedehnt, wobei das Ziel darin bestand, 1-2 mm des restlichen Knochenkamms zu erreichen und freizulegen.

- Bei einem tiefen einwandigen Defekt wurde der Vollwandlappen sowohl auf der bukkalen als auch auf der lingualen Seite in gleichem Maße angehoben.

- Wenn die restliche bukkale/linguale Knochenwand sehr tief lag und mit der oben beschriebenen minimalen Inzision des defektassoziierten Interdentalraums nur schwer oder gar nicht zu erreichen war, wurde der Lappen weiter nach mesial oder distal verlängert, wobei ein zusätzlicher Interdentalraum einbezogen wurde, um eine größere Lappenspiegelung zu erzielen.

- Die gleiche Vorgehensweise wurde angewandt, wenn sich der knöcherne Defekt auch auf die bukkale oder palatinale Seite des betroffenen Zahns erstreckte oder wenn er die beiden Interproximalräume desselben Zahns betraf.

- Im letzteren Fall wurde eine zweite interproximale Papille erreicht, je nach Indikation mit einem SPPF oder einem MPPT. Vertikale Release-Inzisionen wurden durchgeführt, wenn die Lappenspiegelung zu Spannungen an den Extremitäten des Lappens führte.

- Die vertikal verlaufenden Inzisionen wurden immer sehr kurz und innerhalb der befestigten Gingiva gehalten (nie an der mukogingivalen Grenze).

- Das übergeordnete Ziel dieses Ansatzes bestand darin, vertikale Inzisionen nach Möglichkeit zu vermeiden bzw. ihre Anzahl und Ausdehnung auf ein Minimum zu reduzieren, wenn eine klare Indikation dafür bestand. Periostale Inzisionen wurden nie durchgeführt.[27]

Cortellini P, Tonetti MS beschrieben **2009** einen modifizierten chirurgischen Ansatz der minimalinvasiven chirurgischen Technik (modifizierte minimalinvasive chirurgische Technik, M-MIST) und führten eine vorläufige Bewertung ihrer Anwendbarkeit und klinischen Leistung bei der Behandlung isolierter tiefer intraossärer Defekte in Kombination mit Amelogeninen durch und stellten fest, dass M-MIST in Verbindung mit EMD zu verbesserten klinischen Ergebnissen ohne oder mit nur minimaler Morbidität der Patienten führte.[12]

LAPPEN FÜR WURZELDECKUNGSVERFAHREN:

Die chirurgischen Verfahren zur Behandlung von Rezessionsdefekten lassen sich grundsätzlich in folgende Kategorien einteilen

(1) Pedikel-Weichteil-Transplantationsverfahren und

(2) Verfahren für freie Weichteiltransplantate.

Die Verfahren zur Stiel-Weichteil-Transplantation werden nach der Richtung der Lappenwanderung eingeteilt:-

1. Rotationslappen - Lappen, der seitlich gedreht oder verschoben ist.

- Seitlich positionierter Lappen.

- Transpositioneller Lappen.

- Doppelter Papillendeckel.

2. Fortgeschrittene Lappen - Lappen ohne Rotation oder laterale Migration platziert.

- Koronal positionierter Lappen.

- Semilunarer koronal positionierter Lappen.[24]

ROTATIONSLAPPENVERFAHREN:

SEITLICH VERSCHIEBBARE KLAPPE:

Die Verwendung eines seitlich verschobenen Lappens zur Abdeckung von Bereichen mit lokaler Rezession wurde von **Grupe & Warren (1956)** eingeführt. Dabei wurde ein Lappen in voller Dicke in einem an den Defekt angrenzenden Spenderbereich gespiegelt und anschließend seitlich verschoben, um die freiliegende Wurzeloberfläche zu bedecken.

INDIKATIONEN:

1. Ausreichende Breite, Länge und Dicke des keratinisierten Gewebes neben dem Bereich der Gingivarezession.
2. Die Abdeckung der freiliegenden Wurzeln ist auf einen oder zwei Zähne beschränkt.
3. Wurzelabdeckung in Bereichen mit Gingivarezession und engen mesio-distalen Abmessungen.[44]

KONTRAINDIKATIONEN:

1. Unzureichende Breite und Dicke des keratinisierten Gewebes an der angrenzenden Spenderstelle.
2. Extrem dünner Knochen an der Spenderstelle oder der knöcherne Defekt wie Dehiszenz oder Fenestration.
3. Extrem vorstehender Bereich der Gingivarezession.
4. Tiefe parodontale Tasche und bemerkenswerter Verlust an interdentalem Alveolarknochen im angrenzenden Bereich.
5. Enger Mundvorhof.
6. Mehrere Zähne betroffen.

Die Nachteile dieser Methode sind möglicher Knochenverlust und Zahnfleischrückgang an der Spenderstelle. Guinard und Caffesse berichteten von einer durchschnittlichen postoperativen Gingivarezession von 1 mm an der angrenzenden Spenderstelle. Diese Methode ist daher kontraindiziert, wenn die Breite, Höhe und Dicke der angrenzenden keratinisierten Gingiva des Spendergewebes unzureichend ist oder wenn eine knöcherne Dehiszenz oder Fenestration vorliegt.[44]

TECHNIK:

- Der erste Schritt bei dieser Technik ist die Bestimmung des Knochenniveaus an der Facialis der Spenderstelle durch Sondierung des Knochens nach lokaler Anästhesie. Der Abstand vom Knochen zur Kiefergelenkspfanne sollte 1 bis 2 mm auf der Facialseite nicht überschreiten, es sei denn, die Wurzel des Spenderzahns wird freigelegt. Dieser Nachteil des seitlich positionierten Lappens kann durch Belassen eines Gewebekragens ausgeglichen werden. Der Empfängerzahn sollte ebenfalls untersucht werden, um die Lage des proximalen und fazialen Knochens zu bestätigen. Die Empfängerwurzel sollte geglättet werden, um alle Ablagerungen von Hart- und Weichgewebe sowie vorhandene Wurzeldefekte zu beseitigen. Wenn eine chemische Wurzelbehandlung durchgeführt werden soll, sollte dies zu diesem Zeitpunkt geschehen.

- Der nächste Schritt besteht darin, die Inzisionen zu visualisieren und sogar einen Entwurf des Verfahrens zu skizzieren, bevor die Inzisionen vorgenommen werden. Die parallelen Inzisionen werden in einem schrägen Winkel zum Empfängerzahn vorgenommen, um die Rotationsbasis so nah wie möglich am Empfängerzahn zu positionieren. Die erste Inzision beginnt an der Papille an der Vorderkante des Pedikeltransplantats zwischen dem Spender- und dem Empfängerzahn auf Höhe der CEJ, verläuft parallel zum Sulcus des Empfängerzahns und endet auf der gegenüberliegenden Seite des Empfängerzahns an einem Punkt apikal der

Bahat et al. (1990) modifizierten den von **Pennel et al. (1965)** eingeführten schräg gedrehten Lappen. Er wird als transpositioneller Lappen bezeichnet.

VORTEILE:

1. Vorhersagbarkeit in Gebieten mit enger Wurzelaussetzung.
2. Möglichkeit zur Vermeidung von Zahnfleischrückgang an der Spenderstelle.

NACHTEILE:

1. Ausreichende Länge und Breite der Interdentalpapille neben dem Bereich der Gingivarezession erforderlich.
2. Nicht geeignet für die Abdeckung mehrerer Zahnwurzeln.[44]

DOPPELTE PAPILLENKLAPPEN:

Cohen und Ross führten **1968** die Methode ein, bei der die bilaterale Interdentalpapille als Spendergewebe für die lokale Wurzelabdeckung verwendet wird. Bei dieser Technik besteht ein geringeres Risiko einer Lappennekrose, und die Naht ist einfach, da die Interdentalpapille dicker und breiter ist als die labiale Gingiva an der Wurzeloberfläche. Daher sind doppelte Papillendeckel in Fällen nützlich, in denen keine Gingiva an Stellen vorhanden ist, die an Bereiche mit Gingivarezession grenzen, oder in denen sich parodontale Taschen an den Labialflächen des benachbarten Zahns befinden. Eine seitliche Lappenoperation ist in diesen Fällen nicht indiziert.[44]

INDIKATION:

1. Ausreichende Breite und Länge der Interdentalpapille auf beiden Seiten des Bereichs der Gingivarezession.[44]

TECHNIK:

- Die erste Inzision entfernt das Sulkusepithel neben *der* freiliegenden Wurzel und reicht bis zur mukogingivalen Grenze, die sich am Scheitelpunkt der Inzision befindet.
- Die zweite Inzision wird auf der gegenüberliegenden Seite der freigelegten Wurzel wiederholt.
- Die dritte Inzision beginnt auf dem Niveau der gewünschten Weichgewebshöhe, in der Regel an der CEJ, und erstreckt sich horizontal auf jeder Seite des Zahns, wobei sie nicht weniger als 0,5 mm vom Gingivarand des Nachbarzahns entfernt endet, um eine Gingivarezession an den Nachbarzähnen zu vermeiden.
- Die vierte und fünfte Inzision sind vertikale Inzisionen, die vom Ende der horizontalen Inzisionen ausgehen und bis in die Alveolarschleimhaut reichen. Zur Mobilisierung der Papillarstiele werden partiell dicke Stiellappen gespiegelt.
- Die Stiellappen werden so positioniert, dass sie sich berühren und passiv in Position bleiben, und dann werden die beiden Stiele mit 5-0 oder 6-0 Chromdarmnaht zusammengenäht.[38]

VORTEILE:

- Die Menge des Spendergewebes ist gering, da die Interdentalpapille neben dem Bereich der Gingivarezession verlagert wird. Daher kann das Verfahren mit weniger Spannung auf den Pedikellappen durchgeführt werden.

- Bei der Verwendung eines vollflächigen Pedikellappens einschließlich der Interdentalpapille wird zwar der interdentale Knochen freigelegt, aber der Alveolarknochen wird kaum beschädigt, da der interdentale Alveolarknochen sehr dick ist.[50]

NACHTEILE:

- Technisch anspruchsvoll.
- Begrenzte Anwendung. Die Technik wird im Allgemeinen für die Transplantation mehrerer Interdentalpapillen und nicht zur Wurzelabdeckung verwendet. Das Ziel besteht darin, die Breite der befestigten Gingiva zu vergrößern.[50]
- Sie wird in erster Linie für die Abdeckung von Einzelzahnwurzeln verwendet, und mehrere benachbarte Zähne lassen sich mit dieser Technik nur schwer effektiv behandeln.
- Die Heilung der keratinisierten Gingiva kann unregelmäßig verlaufen und eine Gingivaplastik des unregelmäßigen Gewebes kann erforderlich sein.[38]

FORTSCHRITTLICHE KLAPPEN:

Da die Schleimhaut elastisch ist, kann ein über die mukogingivale Grenze hinaus angehobener Schleimhautlappen in koronaler Richtung gedehnt werden, um freiliegende Wurzeloberflächen zu bedecken (Harvey 1965; Sumner 1969; Brustein 1979; Allen & Miller 1989; Wennström & Zucchelli 1996; De Sanctis & Zucchelli 2007). Fortgeschrittene Lappen bewegen sich vertikal in koronaler Richtung und weichen nicht nach lateral ab. Diese Lappen werden verwendet, um freiliegende Wurzeloberflächen zu bedecken, und wenn keine Zähne vorhanden sind, wird diese Art von Lappen für rekonstruktive Eingriffe, wie z. B. die Kieferkamm-Augmentation, verwendet.[38]

KORONAL POSITIONIERTER LAPPEN:

Der ideale Fall für einen koronal positionierten Lappen hat eine ausreichende Dicke und Breite der Gingiva an der Vorderkante des zu verschiebenden Lappens. Dabei kann es sich um körpereigenes Gewebe handeln oder um das Ergebnis eines früheren Verfahrens, mit dem die Gewebedicke auf mindestens 1 mm erhöht wurde. Die keratinisierte Gingiva muss breit genug sein, um eine Naht zu befestigen und einen stabilen und sicheren Zahnfleischlappen während des Heilungsprozesses zu erhalten. Bändchenansätze können die koronale Positionierung einschränken und müssen oft entfernt werden, bevor ein koronal positionierter Lappen versucht werden kann. Es sollte eine ausreichende Qualität und Höhe des Gewebes neben der Empfängerstelle vorhanden sein, um die Naht in der gewünschten Höhe zu verankern.[38]

TECHNIK:

- Das koronal fortgeschrittene Lappenverfahren wird mit der Platzierung von zwei apikal divergierenden vertikalen Freisetzungsinzisionen eingeleitet, die sich von einem Punkt koronal zur CEJ an der mesialen und distalen Achsenlinie des Zahns und apikal in die auskleidende Schleimhaut erstrecken.

- Ein Lappen mit geteilter Dicke wird durch scharfe Dissektion mesial und distal der Rezession präpariert und mit einer intrakrevikulären Inzision verbunden. Apikal zum rezidivierten Weichgeweberand auf der fazialen Seite des Zahns wird ein Lappen in voller Dicke angehoben, um die maximale Dicke des

Gewebelappens zu erhalten, der zur Wurzelabdeckung verwendet werden soll.

- Etwa 3 mm apikal der Knochendehiszenz wird eine horizontale Inzision durch das Periost vorgenommen, gefolgt von einer stumpfen Dissektion in die vestibuläre Schleimhaut, um die Muskelspannung zu lösen. Die stumpfe Dissektion wird nach bukkal und lateral so weit ausgedehnt, dass das Schleimhauttransplantat spannungsfrei ist, wenn es koronal auf der Höhe der CEJ positioniert wird. Der faziale Anteil der Interdentalpapillen wird de-epithelisiert, um die endgültige Platzierung des Lappenrandes koronal zur CEJ zu ermöglichen.

- Der Gewebelappen wird koronal vorgeschoben, für eine optimale Anpassung an das vorbereitete Empfängerbett angepasst und auf der Höhe der CEJ durch Vernähen des Lappens mit dem Bindegewebsbett in den Papillarbereichen gesichert. Zusätzliche seitliche Nähte werden gesetzt, um die Wunde entlang der Entlastungsschnitte sorgfältig zu schließen.[23]

Baldi C et al. führten **1999** eine Studie durch, um festzustellen, ob die Dicke des Lappens die Wurzelabdeckung beeinflussen kann, wenn Gingivarezessionen im Zusammenhang mit traumatischem Zähneputzen mit einem koronal vorgeschobenen Lappen behandelt werden. Sie fanden heraus, dass eine Lappendicke von ≥0,8 mm mit einer vollständigen Wurzelabdeckung und eine Lappendicke von ≤ 0,8 mm mit einer teilweisen Wurzelabdeckung verbunden war. 0,8 mm kann als kritische Lappendicke angesehen werden, ab der das erwartete klinische Ergebnis eine vollständige Wurzelabdeckung ist.[1]

Pini - prato G et al. fanden im **Jahr 2000** heraus, dass Lappen ohne Spannung (Kontrollgruppen) keinen Einfluss auf die Rezessionsreduktion haben, während Lappen mit Spannung (Testgruppen) nach 3 Monaten eine geringere Rezessionsreduktion zeigten, wenn flache Rezessionen mit einem koronal vorgeschobenen Lappen behandelt wurden.[35]

McGuire MK und **Nunn M** führten **2003** eine Studie durch, um die klinische Wirksamkeit von Schmelzmatrixderivat unter einem koronal vorverlagerten Lappen mit subepithelialem Bindegewebe unter einem koronal vorverlagerten Lappen bei Patienten mit einer fazialen Rezession von ≥4 mm in kontralateralen Quadranten desselben Kiefers zu vergleichen, und stellten fest, dass die Zugabe von EMD zum koronal vorverlagerten Lappen zu einer ähnlichen Wurzelabdeckung führte wie das subepitheliale Bindegewebstransplantat, jedoch ohne die Morbidität und die potenziellen klinischen Schwierigkeiten, die mit der Operation an der Entnahmestelle verbunden sind.[29]

CastellanosA et al. stellten **2006** fest, dass ein koronal positionierter Lappen allein oder mit Schmelzmatrixderivat (EMD) ein wirksames Verfahren zur Deckung einer lokalisierten Gingivarezession ist. Durch die Zugabe von EMD wird das Ausmaß der Wurzelabdeckung erheblich verbessert.[9]

Santamaria MP et al. untersuchten **2008 in** einer Studie die Behandlung von Gingivarezessionen im Zusammenhang mit nicht-kariösen zervikalen Läsionen durch einen koronal vorgeschobenen Lappen allein (CAF) oder in Kombination mit einer kunststoffmodifizierten Glasionomer-Restauration (CAF+R) und stellten fest, dass beide Verfahren nach sechs Monaten eine ähnliche Weichgewebsabdeckung boten. Trotz der

Tatsache, dass nach CAF+R eine stärkere Verringerung der DS (Dentinempfindlichkeit) beobachtet wurde.[40]

KORONAL POSITIONIERTER LAPPEN OHNE VERTIKALE INZISIONEN:

- Der koronal positionierte Lappen ohne vertikale Inzisionen kann durchgeführt werden, wenn mehrere Zähne mit abnehmender Rezession vom zentralen Zahn aus betroffen sind, was ein progressives Vorschieben des Lappens ermöglicht. Diese Technik erfordert Rezessionsdefekte der Klasse I mit mindestens 2 mm befestigter Gingiva mit einer Dicke von 0,8 mm oder mehr über jedem Zahn an der vorgeschlagenen Transplantationsstelle. Die Wurzelpräparation wird durchgeführt, um bakterielle oder mineralisierte Ablagerungen sowie Wurzeldefekte zu entfernen. Die erste horizontale Inzision wird an der CEJ vorgenommen und erstreckt sich von der mesialen bis zur distalen Papille an jedem Ende des Transplantats. Die zweite Inzision beginnt am Ende der ersten Inzision, und diese horizontale Inzision wird apikal zur ersten Inzision auf der radikulären Ebene der Rezession angelegt. Das Gingivaepithel wird über jeder Papille zwischen den beiden horizontalen Inzisionen entfernt, so dass ein Bindegewebsbett für den koronal gelegenen Lappen verbleibt. Der apikale Lappen wird mit einer Split-thickness-Dissektion präpariert und koronal positioniert, bis er passiv auf dem vorbereiteten Bett aufliegt. Ein oder zwei Nähte werden an jeder Interdentalstelle platziert, um den Lappen zu fixieren.[38]

SEMILUNARER, KORONAL POSITIONIERTER LAPPEN:

Ein semilunarer, koronal positionierter Lappen wurde erstmals **1986** von **Tarnow** beschrieben. Bei dieser Technik wird eine semilunare Inzision parallel zum freien Gingivarand des Gesichtsgewebes vorgenommen und dieses Gewebe koronal über der entblößten Wurzel positioniert. Diese Technik hat gegenüber anderen koronal positionierten Lappen den Vorteil, dass keine Nähte erforderlich sind, keine Spannung auf den Lappen ausgeübt wird, keine Verkürzung des Vestibulums erfolgt und die vorhandenen Papillen nicht beeinträchtigt werden.[46]

TECHNIK:

- Eine erste Vorbereitung mit Anweisungen zur Plaquekontrolle, Scaling und Wurzelglättung wird 2 Wochen vor dem Eingriff durchgeführt, wenn eine Zahnfleischentzündung vorliegt. Zum Zeitpunkt des Eingriffs sollte die Taschentiefe labial minimal sein.

- Freiliegende Wurzeloberflächen, die abgedeckt werden sollen, werden gehobelt.

- Führen Sie eine semilunare Inzision entlang der Krümmung des freien Zahnfleischrandes durch. Die Inzision muss möglicherweise bis in die Alveolarschleimhaut reichen, wenn nicht genügend keratinisiertes Gewebe vorhanden ist, um die Rezession zu bedecken. Die Inzision sollte mittelfazial weit genug nach apikal gebogen sein, um sicherzustellen, dass der apikale Teil des Lappens auf dem Knochen aufliegt, nachdem er nach unten gebracht wurde, um die freiliegende Wurzel abzudecken. Die Inzision sollte an jedem Ende des Zahns in der Papille enden, aber nicht bis zur Spitze der Papille reichen. Auf jeder Seite des Lappens müssen mindestens 2 mm frei bleiben, da dies der Hauptbereich ist, aus dem die Blutversorgung kommt.

- Mit einer Klinge Nr. 15c wird eine Dissektion mit geteilter Dicke von der anfänglichen Inzisionslinie nach koronal vorgenommen. Diese wird mit einer intrasulkulären Inzision verbunden, die mittig im Gesicht vorgenommen wird.
- Das Mittelgesichtsgewebe wird dann koronal bis zur CEJ bzw. bei interproximaler Rezession bis zur Höhe der benachbarten Papille positioniert.
- Das Gewebe wird 5 Minuten lang mit feuchter Gaze auf dem Zahn fixiert.
- Ein freies Gingivatransplantat muss möglicherweise eingesetzt werden, wenn an der Spenderstelle eine Fenestration vorhanden ist.
- Das Gebiet ist überfüllt.
- Der Patient wird für 10 Tage auf eine weiche Diät gesetzt.
- Der Patient wird angewiesen, beim Zähneputzen nur minimalen Druck auszuüben und in den nächsten 2 bis 3 Wochen nach der Entfernung der Packung eine Bürste mit weichen Nylonborsten zu verwenden.[46]

Bittencourt S et al. stellten **2006** fest, dass ein semilunarer, koronal positionierter Lappen und ein subepitheliales Bindegewebstransplantat zur Wurzelabdeckung bei Defekten der Miller-Klasse I der Gingivarezession wirksam waren, wenn die Patienten vor der Wurzelabdeckung mindestens 2 mm keratinisierte Gingiva aufwiesen; das subepitheliale Bindegewebstransplantat führte jedoch zu einem dickeren Zahnfleischgewebe[3].

Bittencourt S et al. bewerteten 2007 das Ergebnis der Therapie der gingivalen Rezession unter Verwendung des semilunaren koronal repositionierten Lappens mit oder ohne EDTA-Applikation zur

Biomodifizierung der Wurzeloberfläche und stellten fest, dass die Verwendung von EDTA-Gelen als Biomodifizierungsmittel für die Wurzeloberfläche das Ergebnis der Wurzelabdeckung mit dem semilunaren koronal repositionierten Lappen negativ beeinflusste[4].

Bittencourt S et al. führten **2009** eine Studie durch, um die Langzeitergebnisse des subepithelialen Bindegewebstransplantats (SCTG) oder des semilunaren koronal positionierten Lappens (SCPF) für die Behandlung von Gingivarezessionsdefekten der Klasse I nach Miller zu bewerten, und kamen zu dem Ergebnis, dass SCPF und SCTG erfolgreich zur Behandlung von Gingivarezessionen der Klasse I eingesetzt werden können und langfristig stabile Ergebnisse liefern. Patientenorientierte Ergebnisse wie Ästhetik und Wurzelsensibilität sprechen jedoch für die SCTG-Therapie[5].

KORONAL VORGESCHOBENES LAPPENVERFAHREN FÜR MULTIPLE REZESSIONEN:

- **Zucchelli und De Sanctis (2000)** beschrieben ein Lappendesign für die Behandlung multipler Rezessionen, das eine optimale Anpassung des Lappens nach seiner koronalen Vorverlagerung ohne vertikale Entlastungsschnitte ermöglicht.

- Schräge submarginale Inzisionen werden in den Interdentalbereichen gesetzt und mit intrakrevikulären Inzisionen an den Rezessionsdefekten verbunden.

- Die Inzisionen werden so erweitert, dass sie einen Zahn auf jeder Seite der zu behandelnden Zähne umfassen, um eine koronale Repositionierung des Lappens zu ermöglichen.

- Die schrägen Inzisionen über den Interdentalbereichen werden so angelegt, dass die "chirurgisch geschaffenen Papillen" mesial der

Mittellinie des Operationsfeldes nach apikal und distal verlagert werden, während die Papillen des Lappens distal der Mittellinie in eine mehr apikale und mesiale Position verschoben werden.

- An den schrägen interdentalen Inzisionen wird ein Lappen mit geteilter Dicke präpariert.

- Apikal auf Höhe der Wurzelfreilegung wird ein Lappen in voller Dicke angehoben, um eine maximale Weichgewebedicke des Lappens zu erreichen, der koronal über den Wurzeln positioniert wird.

- Am apikalsten Teil des Lappens wird das Periost inzidiert und anschließend die vestibuläre Schleimhaut durchtrennt, um jegliche Muskelspannung zu beseitigen.

- Der mobilisierte Lappen sollte in der Lage sein, an jedem einzelnen Zahn im Operationsfeld passiv ein Niveau koronal zur CEJ zu erreichen.

- Der verbleibende faziale Teil der Interdentalpapille wird de-epithelisiert, um ein Bindegewebsbett zu schaffen, an das der Lappen angenäht werden kann.

- Die Nähte werden gesetzt, um eine präzise Anpassung des koronal vorgeschobenen Lappens an die Zähne und an das interdentale Bindegewebsbett zu erreichen

- Zusätzlich wird eine horizontale doppelte Matratzennaht gelegt, um die Lippenspannung am Rand des Lappens zu verringern.[23]

EINHEILUNG DES PARODONTALEN LAPPENS:

KLAPPEN IN VOLLER STÄRKE:

1. Die Heilung erfolgt sowohl in primärer als auch in sekundärer Absicht.

2. Zu Beginn bildet sich ein Blutgerinnsel über dem freiliegenden Knochen und der inneren Bindegewebsoberfläche. Dieses Gerinnsel mit parallel zur Wunde angeordneten Fibrinsträngen befindet sich zwischen dem Lappen und der darunter liegenden Knochenoberfläche. Er verbleibt für etwa 3 bis 4 Tage und beginnt dann, allmählich resorbiert zu werden. Eine Revaskularisierung wird ebenfalls nach etwa 2 bis 3 Tagen durch eine deutliche Gefäßerweiterung im Lappen beobachtet.

3. Nach 6 bis 7 Tagen ist das Gerinnsel in der Regel vollständig resorbiert und wird durch das junge Bindegewebe ersetzt.

Neues/junges Bindegewebe entsteht in vier großen Bereichen:

a. Wachstum aus dem parodontalen Ligament

b. Ausdehnung vom Endosteum der Gefäßkanäle und des Knochenmarks

c. Proliferation aus dem Periost des Lappens an der Peripherie seiner Ablösung vom Knochen, mit zentripetalem Einwachsen von Bindegewebe

d. Einwachsen aus den faserigen Aspekten des Periosts.

4. Eine intensive fibroblastische Aktivität kann nach 6 bis 7 Tagen deutlich zu erkennen sein.

5. Der Wundbereich weist anfangs eine ausgeprägte Entzündung auf, was durch die starke Infiltration polymorphkerniger Leukozyten belegt wird. Diese Zellen nehmen nach etwa einer Woche in ihrer Intensität und Anzahl ab und werden durch Lymphozyten, Plasmazellen und Makrophagen ersetzt, was auf einen Übergang zu einem verminderten Entzündungszustand hindeutet.

6. die Gefäßveränderungen nehmen in der ersten Woche und danach tendenziell ab.

Das Oberflächenepithel des Lappens zeigt nach den ersten Tagen der Heilung ein im Wesentlichen normales Aussehen, obwohl die Basalzellschicht am Schnittrand eine deutliche Zunahme der mitotischen Aktivität aufweist. Diese Zellen beginnen einen Migrationsprozess über die Bindegewebsoberfläche unter dem Blutkoagulum und haben sich nach einer Woche in der Regel der Wurzeloberfläche angenähert, die durch das epitheliale Attachment und die Sulkusauskleidung entstanden ist.[18]

8. Heilung der Knochen:

- Die Reaktion des Knochens auf einen vollflächigen Lappen ist Resorption, gefolgt von einer eventuellen Wiederherstellung an den betroffenen Stellen

- Die Resorption zeigt sich nach etwa 3 bis 4 Tagen am parodontalen Ligament und an der krestalen Oberfläche der Alveolarsepten, was durch das Vorhandensein großer vielkerniger Zellen neben diesen resorptiven Buchten im Knochen belegt wird.

- Die Intensität der knöchernen Resorption nimmt in der Regel während der gesamten ersten Woche deutlich zu und erreicht etwa 8 bis 10 Tage nach dem Eingriff ihren Höhepunkt.

- Nach 10 bis 12 Tagen ist die Resorption der parodontalen Kammbereiche immer noch aktiv, aber in geringerem Maße, und weicht Anzeichen einer Reparatur, die sich durch die Anlagerung von osteoidem Gewebe an diesen Oberflächen zeigt.

- Die Resorption und die Knochenbildung erfolgen ebenfalls gleichzeitig in einem Zeitraum von 14 bis 21 Tagen.

- Nach 3 Wochen kann die Periostoberfläche immer noch Anzeichen von osteoblastischer und minimaler osteoklastischer Aktivität aufweisen.[18]

9. Einheilung des Zementes:

- Sie kann auch erste Resorptionen zeigen, insbesondere in Bereichen, in denen die Wurzel kürettiert wurde.
- Die Zementneubildung erfolgt in der Regel viel langsamer und weniger umfangreich als die des Knochens.
- Die fortgesetzte Zementogenese koronal zum Knochenkamm vermittelt das bindegewebige Attachment sowie die Reparatur der behandelten Wurzeloberfläche in der Nähe des parodontalen Ligaments und des Knochenkamms.
- Es wurde festgestellt, dass der zementäre Beitrag zur Reparatur ein langsamer und oft unvorhersehbarer Prozess ist und dass es ratsam sein kann, vorhandenes lebensfähiges Bindegewebe auf den Wurzeloberflächen während der Lappenoperation zu erhalten, anstatt diese Oberflächen sauber zu hobeln.[18]

10. In der zweiten postoperativen Woche zeigt der Weichteilanteil der Wunde deutliche Anzeichen von Heilung und Reifung, wobei ein Großteil der zuvor vorhandenen feinen Fibrillen durch locker angeordnete Kollagenfaserbündel ersetzt wird.

11. Kollagenfasern in Bezug auf den Knochen erscheinen nach etwa 2 Wochen und nehmen ein Muster an, das dem normalen Muster entspricht.

12. Die Fasern des parodontalen Ligaments sind nach etwa 14 Tagen noch nicht gut ausgerichtet, und die neuen Kollagenfasern dieses Bereichs beginnen, sich in das sich entwickelnde Zement einzugliedern, auch wenn die Beziehung in diesem Stadium nur äußerst schwach ist.

13. Nach 3 Wochen dominiert die Reparatur das allgemeine biologische Bild.

14. In 4 bis 5 Wochen Reifung und Reparatur aller beteiligten Gewebe.

15. Nach 2 bis 3 Monaten ist der Lappen über dichtes, organisiertes Bindegewebe und Zement wieder fest mit dem Zahn verbunden.[18]

KLAPPEN MIT TEILWEISER DICKE:

1. Zu Beginn ist der Bereich des freiliegenden Bindegewebes von einem Gerinnsel bedeckt und zeigt innerhalb von 2 bis 4 Tagen eine deutlich verstärkte Entzündungsreaktion. Zu diesem Zeitpunkt sind die Gefäße deutlich erweitert und die Zahl der akuten Entzündungszellen, die sich in das Periost und den Alveolarknochen selbst ausbreiten, ist hoch.

2. Nach 2 bis 3 Tagen kommt es an den Rändern des Epithels zu einer Degenerations- und Verzögerungsphase, und in der Basalschicht scheint es eine ausgeprägte mitotische Aktivität zu geben. Die Zellen wandern über die Bindegewebsoberfläche und dringen in das Gerinnsel ein, während sie die Oberfläche bedecken.

3. Bereits nach 3 bis 4 Tagen, wenn die Epithelisierung fortschreitet, gibt es Anzeichen für eine Reparatur und die Bildung neuen Bindegewebes, das das Gerinnsel ersetzt.

4. Das Epithel scheint die freiliegende Wundoberfläche mit einer Geschwindigkeit von etwa 0,5 bis 1 mm pro 24 Stunden zu bedecken, nach einer anfänglichen Verzögerung von etwa 24 Stunden vor Beginn der Bewegung der Epithelzellen.

4. Die Epithelisierung der freiliegenden Fläche dauert 7 bis 10 Tage, was von der gesamten betroffenen Bindegewebsfläche abhängt.

5. Nach 21 Tagen erscheint das Epithel normal.

6. Zwischen 1 und 2 Wochen produziert die fibroblastische Proliferation viele neue unreife Kollagenfaserbündel, die in einer parallelen Anordnung zur Zahnoberfläche ausgerichtet sind.

8. Nach 3 bis 4 Wochen ändert sich die Ausrichtung, da die neuen Faserbündel in einem Muster senkrecht zur Zahnoberfläche angeordnet sind und den reifen Bündeln ähneln, die vor der Verletzung vorhanden waren.

9. Heilung der Knochen:

- Osteoklastische Aktivität tritt innerhalb von 4 bis 8 Tagen auf, wenn das Bindegewebe freigelegt ist. Das resorptive Muster tritt hauptsächlich an den krestalen und periostalen Oberflächen auf.

- Innerhalb weniger Tage nach der Verletzung ist in einiger Entfernung von der Wunde eine Reparatur in den Markräumen zu erkennen.

- Die osteoblastische Aktivität ist 2 bis 3 Wochen nach der Verletzung entlang der Periostoberfläche ausgeprägt. Sowohl die Markräume als auch die Periostoberflächen weisen erhebliche Mengen an Osteoidbildung und Osteoblasten auf, die diese und die Markoberflächen auskleiden.

- Nach 3 bis 4 Wochen überwiegt die Reparatur, und nach diesem Zeitraum ist nur noch wenig Osteoklasie zu beobachten. Dieser Reparaturprozess führt im Wesentlichen zu einer vollständigen Wiederherstellung des Alveolarfortsatzes.

Der Vorteil eines partiellen Lappens besteht darin, dass ein relativ intaktes, chirurgisch stimuliertes Periost in engem Kontakt mit dem darunter liegenden Alveolarknochen an der Operationsstelle verbleibt. Dies verbessert das Potenzial für eine relativ schnelle Reparatur und den

Ersatz von Knochen in der osteoklastischen Phase der Wundheilung durch das chirurgisch aktivierte Periost.[18]

PEDICLE FLAPS:

1. Nach 2 bis 4 Tagen zeigt sich eine ausgeprägte Gerinnselanordnung, die aus einer eindeutigen Fibrinanordnung parallel zum Zahn und zum Knochen besteht, eine erhöhte Anzahl polymorphkerniger Leukozyten im Gerinnsel und Bindegewebe mit Anzeichen für eine Epithelwanderung über eine kurze Strecke entlang der Zahnfleischrandoberfläche.

2. Nach 4 bis 6 Tagen kommt es zu einer Proliferation von Bindegewebe um das Lappengefäßsystem, das im Wesentlichen aus zahlreichen Kapillaren, Fibroblasten, Lymphozyten und polymorphkernigen Leukozyten besteht. Diese scheint in den tieferen Bereichen der Wunde um den Alveolarkamm herum zu entstehen und sich koronal in Richtung Gingivarand zu bewegen, während das Gerinnsel sequestriert und resorbiert wird.

3. Nach 6 Tagen zeigt das junge Bindegewebe im Lappen eine deutliche Abgrenzung zu Gerinnseln und reifen Kollagenfaserbündeln.

4. In der ersten Woche nimmt die Dicke des Epithels am Lappenrand zunächst zu, aber es findet nur eine geringe Migration entlang der Wurzeloberfläche statt.

5. Fibroblastische Proliferation, in paralleler Anordnung und in enger Anpassung an die Wurzeloberfläche nach 6 Tagen.

6. Nach 10 Tagen erstreckt sich das Fibroblastengewebe entlang der gesamten inneren Lappenoberfläche bis zum Zahnfleischrand.

7. Die apikale Proliferation des Epithels scheint in den ersten 10 bis 14 Tagen am stärksten zu sein, aber nach etwa 21 bis 28 Tagen wird keine apikale Bewegung mehr beobachtet.

8. Heilung der Knochen:

- Die Reaktion des Knochens auf ein Pedikellappenverfahren ist in erster Linie eine osteoklastische Resorption.

- Dies ist zum ersten Mal entlang der krestalen und periostalen Oberflächen nach etwa 4 Tagen zu sehen, wobei die Intensität zunimmt und nach 6 Tagen einen offensichtlichen Höhepunkt erreicht.

- Der Prozess verlangsamt sich beträchtlich und nach 14 Tagen ist die Resorptionsaktivität praktisch zum Stillstand gekommen.

- Die Knochenbildung zeigt ihre aktivste Phase während des Zeitraums von 21 bis 28 Tagen, wobei die periostale und parodontale osteoblastische Aktivität den resorbierten Alveolarkamm wiederherstellt.

9. Einheilung des Zementes:

- Nach 3 Wochen ist das erste sichtbare Zeichen der Zementbildung das Vorhandensein von Zementoid, am häufigsten auf freiliegendem Dentin, Kerben und Defekten, die durch den Eingriff entlang der Wurzeloberfläche entstanden sind.

- Nach 28 Tagen zeigt sich Zement in Form von Zementoid entlang der gesamten Wurzeloberfläche, und einige wenige

Kollagenbündelfasern können in das Zementoidgewebe eingebettet sein.

10. Nach 90 Tagen sind im neuen Bindegewebe Kollagenfaserbündel im rechten Winkel zwischen der Wurzel und dem ursprünglichen Lappen zu erkennen, obwohl einige dieser Bündel noch parallel zur Wurzeloberfläche verlaufen.

11. Nach etwa 6 Monaten sieht man Kollagenfaserbündel, die nun im rechten Winkel zur Wurzeloberfläche ausgerichtet sind und zwischen den Zementoblasten verlaufen, eingebettet in Zementoid. Dieses Muster alternierender Bündel von Bindegewebsfasern zwischen Zementoblasten entlang der Wurzeloberfläche ähnelt dem vor dem chirurgischen Eingriff.[18]

KOMPLIKATION DES HEILUNGSPROZESSES NACH PARODONTALCHIRURGISCHEN EINGRIFFEN:

1. VERZÖGERTE EPITHELISIERUNG:

A. Raue und unregelmäßige Wundoberfläche und Gewebetags, die eine Situation schaffen, in der Epithelzellen durch morphologische Gewebestörungen in ihrer Wanderung behindert werden.

B. In der Wunde eingebettete Fremdkörper.

C. Das für die Reepithelisierung benötigte Spenderepithel ist weit von der Wundstelle entfernt, was zu einer zeitlichen Verzögerung der Epithelbedeckung führt.

D. Hyperplastisches Bindegewebssubstrat aufgrund der Bildung von unregelmäßigem Granulationsgewebe oder einer Infektion.

2. VERSAGEN DER EPITHELIALEN KERATINISIERUNG:

A. Das Epithel zeigt keine Keratinisierung, wenn der Bindegewebsrand der Inzision in der Alveolarschleimhaut oder einer vergleichbaren Zone liegt.

B. Das Epithel entfaltet sein keratinisierendes Potenzial nicht, wenn es mit einer Zahnoberfläche oder -restauration in Verbindung oder Kontakt kommt.

C. Vorhandensein von bakterieller Plaque oder Trümmern mit anhaltender Entzündung, die die Epithelisierung verzögern.

3. LAPPENVERSCHIEBUNG UND -VERDRÄNGUNG:

A. Sie entsteht durch eine Verzögerung oder ein Versagen des Gewebelappens bei der Wiederanlagerung an den Knochen oder den Zahn und den Randbereich des parodontalen Ligaments.

B. Der koronale Teil des Lappens kann auf dem Zahnschmelz oder auf dem Zement in einem zu großen Abstand zum parodontalen Ligament und den Markbereichen des krestalen Knochens platziert werden.

C. Unzureichende Anpassung des Gewebekomplexes an den darunter liegenden Rezeptorbereich infolge einer unzureichenden Anzahl von Nähten oder ihrer unsachgemäßen Platzierung, des Bruchs von Nähten oder der Verschiebung oder des Verlusts von Packungen.

4. Exposition der Knochen:

A. Sie kann durch eine unzureichende Vaskularisierung verursacht werden.

B. Wenn die Knochensepta sehr dünn sind; häufig sind labile Knochenstellen anzutreffen.

5. Erhöhte Zahnbeweglichkeit:

Bei exzisionalen Verfahren, insbesondere bei der Lappenretraktion und der Entfernung des interdentalen Weichgewebes, wird der Zahn vorübergehend von der gingivalen und periostalen Unterstützung getrennt. Obwohl die anfängliche Wiederanlagerung in den ersten 10 bis 14 Tagen nach dem Eingriff sichtbar sein kann, kann die fortgeschrittene Kollagenbildung und die Erneuerung der Gingivaanlagerung an Zahn und Knochen 30 bis 45 Tage oder länger dauern. Während dieses Zeitraums kann die Beweglichkeit bestehen bleiben, in der Regel auf abnehmendem Niveau.[18]

MISSERFOLGE IM ZUSAMMENHANG MIT PARODONTALEN LAPPENOPERATIONEN

MISSERFOLGE BEI PARODONTALEN LAPPENOPERATIONEN KÖNNEN AUF FOLGENDE GRÜNDE ZURÜCKZUFÜHREN SEIN

i) Unsachgemäße Inzision: Der Grundgedanke einer jeden parodontalen Lappenoperation besteht darin, Zugang zu den darunter liegenden Wurzel- und Knochenoberflächen zu erhalten. Wenn die Schnitte nicht bis zur Knochen-/Wurzeloberfläche reichen, wird ein Schleimhautlappen angehoben, der den Zugang zu den darunter liegenden Wurzeloberflächen behindert. Dies kann auch zu einer verstärkten Knochenresorption führen. Daher sollte die Klinge bei der Inzision den Knochen treffen, um einen vollflächigen Lappen zu heben.

ii) Reflexion des Lappens: Die Anhebung des parodontalen Lappens sollte so erfolgen, dass nur etwa 1 mm des marginalen Knochens freigelegt wird. Eine Überreflexion führt zu Knochenresorption, während eine Unterreflexion zu einem eingeschränkten Zugang zur darunter liegenden Wurzel-/Knochenoberfläche führt.

iii) Debridement der Wurzeloberflächen und des Knochens: Ein vollständiges Debridement mit Entfernung von Plaque und Zahnstein von der Wurzeloberfläche ist für den Erfolg einer jeden Parodontallappenoperation unerlässlich.

iv) Das Nähen der abgetrennten Lappen sollte so erfolgen, dass der Lappen eng an die Zahnränder angepasst ist. Werden die Nähte nicht richtig platziert, führt dies zu einer klaffenden Wunde und damit zu einem Wiederauftreten der Krankheit.[21]

MISSERFOLGE IM ZUSAMMENHANG MIT DEM PAPILLENERHALTUNGSLAPPEN:

i) Vorhandensein eines zu engen Interdentalraums. Dieses Verfahren sollte nur durchgeführt werden, wenn der Interdentalraum ausreichend ist, um die Reflexion der Papille zu ermöglichen. Wenn der Interdentalraum zu eng ist, sollte das Verfahren nicht durchgeführt werden, da es zum Scheitern verurteilt ist.

ii) Die Schnitte sollten so gesetzt werden, dass die Blutversorgung nicht beeinträchtigt wird; andernfalls kommt es zu einer Nekrose der Papille.

iii) Beim Nähen sollte der Lappen richtig angepasst werden, da es sonst zu einer Lückenbildung des Lappens und einem Versagen der Regeneration kommt.[21]

MISSERFOLGE IM ZUSAMMENHANG MIT GAUMENLÜCKEN:

i) Der Lappen kann zu kurz sein. Dies könnte auf eine tiefe primäre Inzision oder die Verwendung einer abgeschrägten Gingivektomie-Inzision zurückzuführen sein. Dies führt zu einer verzögerten Heilung und erhöhtem Unbehagen des Patienten.

ii) Schlechte marginale Lappenanpassung durch unvollständige Ausdünnung des Gewebes. Die Ränder des Lappens stehen vom Zahn ab, wenn der Lappen ersetzt wird. Dies kann entweder durch eine zusätzliche Ausdünnung der inneren Lappenoberfläche nahe der Basis der ursprünglichen Inzision oder durch eine weitere Osteoplastik korrigiert werden.

iii) Inzision über die vertikale Höhe der Alveole hinaus, wobei die Skalpellklinge nahe an die Gaumenarterie herangeführt wird. Die Durchtrennung der Gaumenarterie kann in der Nähe ihrer Austrittsstelle aus dem Foramen palatinae major gefährlich sein.

iv) Die Ausdehnung, Abschrägung oder Ausdünnung des Gewebes an einem niedrigen, breiten Gaumen lädt zur Schädigung der Gaumenarterie ein.

v) Wenn das Gewebe zu hoch auf den Zähnen platziert wird, führt dies zu einer schlechten Lappenanpassung und einer wiederkehrenden Taschenbildung. Dies kann durch ordnungsgemäßes Trimmen zum Zeitpunkt der Lappenplatzierung vor dem Nähen korrigiert werden, was normalerweise mit einer Schere oder Skalpellklinge erfolgt. Dies führt oft zu einem dicken, schweren Rand.[21]

AUSFÄLLE IM ZUSAMMENHANG MIT WURZELDECKUNGSVERFAHREN:

i) Das Bett des Empfängers ist zu klein, um eine ausreichende Blutversorgung zu gewährleisten.

ii) Perforation des Schleimhautlappens.

iii) Unzureichende (kleine) Größe des Transplantats.

iv) Unzureichende koronale Positionierung des Lappens.

v) Schlechte Wurzelaufbereitung und/oder Wurzelkonditionierung.[21]

ZUSAMMENFASSUNG UND SCHLUSSFOLGERUNG

Chronische Parodontitis ist definiert als eine entzündliche Erkrankung des Zahnhalteapparats, die durch Gruppen spezifischer Mikroorganismen verursacht wird und zu einer fortschreitenden Zerstörung des parodontalen Ligaments und des Alveolarknochens führt, was entweder zur Bildung von Taschen oder zur Rezession oder zu beidem führt. Ziel einer wirksamen Behandlung von Parodontalerkrankungen ist es, den entzündlichen Krankheitsprozess zu stoppen, indem der subgingivale Biofilm entfernt wird, um ein lokales Milieu zu schaffen, das mit der parodontalen Gesundheit vereinbar ist. Die Verringerung der Sondierungstaschentiefe, der Erhalt oder die Verbesserung des klinischen Attachmentlevels sowie die Verringerung des Blutens bei der Sondierung sind die häufigsten Ergebnisse, die zur Bestimmung des Behandlungserfolgs herangezogen werden. Dies kann durch nicht-chirurgisches oder chirurgisches mechanisches Debridement erfolgen.

Ein nicht-chirurgischer mechanischer Ansatz kann als konservativer angesehen werden. In fortgeschrittenen Krankheitsstadien kann sie jedoch nur begrenzt wirksam sein, da sie die pathogenen Bakterien nicht vollständig aus allen infizierten Bereichen wie tieferen Taschen, Furkationsbereichen usw. entfernt. Die chirurgische

Zugangstherapie kann nur als Ergänzung zur ursachenbezogenen Therapie angesehen werden. Daher sollten verschiedene chirurgische Methoden und Techniken auf der Grundlage ihres Potenzials bewertet werden, die Entfernung subgingivaler Ablagerungen und die selbst durchgeführte Plaquekontrolle zu erleichtern und dadurch den langfristigen Erhalt des Zahnhalteapparats zu verbessern.

Für die Behandlung von infraalveolären Zahnfleischtaschen können verschiedene chirurgische Techniken eingesetzt werden. Der parodontale Lappen ist eines der am häufigsten angewandten Verfahren, insbesondere bei mittleren und tiefen infraalveolären Taschen. Verfahren, die eine Anhebung und Spiegelung des gingivalen Weichgewebes von der Knochenoberfläche erfordern, werden als Lappenverfahren bezeichnet. Grob gesagt sind die Hauptgründe für Lappenverfahren

1) Zugang zum Wurzelglätten und zu den darunter liegenden knöchernen Defekten schaffen.

2) Zur Erleichterung der Entfernung von erkranktem Taschenfutter und Granulationsgewebe, das die Heilung beeinträchtigen kann.

3) Erleichterung der Versuche, die Gesundheit des Zahnfleisches wiederherzustellen, entweder durch eine neue Befestigung oder durch eine enge Anpassung des Bindegewebes an die Wurzel.

Die Gestaltung des Lappens wird in erster Linie durch die Erhaltung einer guten Blutversorgung des Lappens und durch das chirurgische Urteilsvermögen des Operateurs bestimmt und kann auch von den Zielen des Eingriffs abhängen. Bei der Gestaltung des Lappens müssen der notwendige Zugang zu den darunter liegenden Knochen- und Wurzeloberflächen und die endgültige Position des Lappens berücksichtigt werden.

Verschiedene parodontale Lappen sind:

1. Lappen zur Tascheneliminierung: Originaler Widman-Lappen, Neumann-Lappen, modifizierte Lappenoperation, nicht verschobener Lappen, modifizierter Widman-Lappen, apikal verschobener Lappen und Gaumenlappen.

2. Lappen zur Induktion von Wiederanhaftung und Regeneration: Wie das Distale Keilverfahren und die Papillenerhaltungstechnik.

3. Lappen für Verfahren zur Wurzelabdeckung: Wie z. B. Pedikel-Weichgewebetransplantationsverfahren und freie Weichgewebetransplantationsverfahren, die je nach Indikation der Patienten eingesetzt werden.

Die folgenden Punkte sollten beachtet werden -:

a. In den meisten Fällen kann ein Lappen in voller Dicke verwendet werden.

b. Bei dünnem Knochen und Dehiszenz kann ein Lappen mit partieller Dicke angezeigt sein.

c. Beim Spiegeln eines Lappens sollte so viel Gingiva wie möglich erhalten bleiben.

d. Der Gaumenlappen sollte so beschnitten werden, dass der Rand am Knochenkamm endet.

e. Eine Klappe muss entspannt reflektiert werden.

f. Um eine Perforation der Lappenbasis zu vermeiden, muss das Skalpell vorsichtig eingesetzt werden.

g. Bei dem Versuch, durch die apikale Position des Lappens zusätzliche Gingiva zu gewinnen, ist Vorsicht geboten.

h. Die Naht der Lappen muss sorgfältig ausgeführt werden, um eine korrekte Platzierung des Lappens zu gewährleisten.

i. Die postoperative Plaquekontrolle ist der wichtigste Faktor, der das Ergebnis der Parodontalchirurgie bestimmt. Wenn die postoperative Hygiene versagt, kommt es unabhängig von der verwendeten chirurgischen Technik zu einem fortschreitenden Verlust des Stützgewebes.

BIBLIOGRAPHIE:

1. **Baldi C, Pini-prato G, Pagliaro U et al**. Koronal vorgeschobenes Lappenverfahren zur Wurzeldeckung. Ist die Lappendicke ein relevanter Prädiktor für das Erreichen einer Wurzeldeckung? Eine 19-Fall-Serie. J Periodontol 1999; 70:1077-84.

2. <u>Becker W</u>, <u>Becker BE</u>, <u>Caffesse R</u>. Eine Längsschnittstudie zum Vergleich von Scaling, Knochenchirurgie und modifizierten Widman-Verfahren: Ergebnisse nach 5 Jahren. J Periodontol 2001; 72:1675-84.

3. **Bittencourt S, Del Peloso Ribeiro E , Sallum EA, Sallum AW, Nociti FH et al**. Vergleichende 6-monatige klinische Studie eines semilunaren, koronal positionierten Lappens und eines subepithelialen Bindegewebstransplantats zur Behandlung von Gingivarezessionen. J Periodontol 2006; 77:174-81

4. **Bittencourt S, Del Peloso Ribeiro E , Sallum EA, Sallum AW, Nociti FH et al**. Root surface biomodification with EDTA for the treatment of gingival recession with a semilunar coronally repositioned flap. J Periodontol 2007; 78:1695-1701.

5. **Bittencourt S, Del Peloso Ribeiro E , Sallum EA, Sallum AW, Nociti FH et al**. Semilunarer koronal positionierter Lappen oder subepitheliales Bindegewebstransplantat zur Behandlung von Gingivarezessionen: Eine 30-Monats-Follow-up-Studie. J Periodontol 2009; 80:1076-82.

6. Carnio J, Camargo PM, Passanezi E. Vergrößerung der apiko-koronalen Dimension der befestigten Gingiva mit der modifizierten apikal reponierten Lappentechnik: eine Fallserie mit 6-monatigem Follow-up. J Periodontol 2007; 78:1825-30.

7. Carnio J, Miller PD Jr. Vergrößerung der Menge an befestigter Gingiva durch einen modifizierten, apikal reponierten Lappen. J Periodontol 1999; 70:1110-7.

8. Carranza F. und Shklar G. Klinische Parodontologie 1900-1950: Parodontale Chirurgie. Geschichte der Parodontologie, Seite 150-8.

9. Castellanos A, de la Rosa M, de la Garza M, Caffesse RG. Schmelzmatrix-Derivate und koronale Lappen zur Abdeckung marginaler Geweberezessionen. J Periodontol 2006; 77:7-14.

10. Cohen ES. Chirurgische Grundlagen. Atlas der kosmetischen und rekonstruktiven Parodontalchirurgie, dritte Auflage, Seite 9-14.

11. Cortellini P, Prato GP, Tonetti MS. Die modifizierte Papillenerhaltungstechnik - ein neuer chirurgischer Ansatz für interproximale regenerative Verfahren. J Periodontol 1995; 66:261-66.

12. Cortellini P, Tonetti MS. Verbesserte Wundstabilität mit einer modifizierten minimalinvasiven chirurgischen Technik bei der regenerativen Behandlung von isolierten interdentalen intraossären Defekten. J Clin Periodontol 2009; 36: 157-63.

13. Cortellini P, Tonetti MS, Lang NP, Suvan JE, Zucchelli G et al. The simplified papilla preservation flap in the regenerative treatment of deep intrabony defects: clinical outcome and postoperative morbidity. J Periodontol 2001; 72: 1702-12.

14. Dinh X Bui - Klappe für die Taschenbeseitigung, Seite 1-7.

15. Dinh X Bui - Lappenchirurgie in der Parodontologie, Seite 1-5.

16. Dinh X Bui - Grundprinzipien der Parodontaltherapie, Seite 1-5.

17. **Gaspirc B und Skaleric U.** Klinische Bewertung der parodontalchirurgischen Behandlung mit einem Er:YAG-Laser: 5-Jahres-Ergebnisse. J Periodontol 2007; 78:1864-71.

18. **Goldman HM und Cohen DW.** Heilung von parodontalchirurgischen Wunden. Parodontaltherapie, Seite 640-754.

19. **Gopikrishna, Kandaswamy D, Nandini S.** Newer classification of endodontic flaps. Endodontologie, 14-9.

20. **Hupp JR.** Grundlagen der Chirurgie, Seite 42-8

21. **Jithendra KD, Bansali A, Ramachandra SS.** Misserfolge in der Parodontaltherapie. Bangladesh Journal of Medical Science 2010; 9:193-98.

22. **Linares A, Cortellini P, Lang NP, Suvan J, Tonetti MS.** Gesteuerte Geweberegeneration/deproteinisiertes bovines Knochenmineral oder Papillenerhaltungslappen allein zur Behandlung von intraossären Defekten. II: Röntgenologische Prädiktoren und Ergebnisse. J Clin Periodontol 2006; 33: 351-58.

23. **Lindhe J, Karring T, lang NP.** Mukogingivale Therapie - Plastische Parodontalchirurgie. Klinische Parodontologie und Implantologie, vierte Auflage, Seite 576-649.

24. **Lindhe J, Karring T, lang NP.** Mukogingivale Therapie - Plastische Parodontalchirurgie. Klinische Parodontologie und Implantologie, fünfte Auflage, Seite 955-1028.

25. **Lindhe J, Karring T, lang NP.** Parodontalchirurgie: Access therapy. Klinische Parodontologie und Implantologie, vierte Auflage, Seite 519-60.

26. **Lindhe J, Karring T, lang NP.** Parodontalchirurgie: Access therapy. Klinische Parodontologie und Implantologie, fünfte Auflage, Seite 783-822.

27. **Lindhe J, Karring T, lang NP**. Regenerative Parodontaltherapie. Klinische Parodontologie und Implantologie, fünfte Auflage, Seite 901-54.

28. **Martins TM, Fernandes LA, Mestrener SR et al.** Apikal positionierter Lappen: Wiederherstellung der Ästhetik und Integrität der dentogingivalen Einheit.POS - Perspect. Oral Sci 2010; 2:43-7.

29. **McGuire MK und Nunn M.** Evaluation of human recession defects treated with coronally advanced flap and either enamel matrix derivative or connective tissue. Teil 1: Vergleich der klinischen Parameter. J Periodontal 2003; 74: 1110-25.

30. **Miliauskaite A, Selimovic D, Hassan M et al.** Papillenerhaltungstechnik in Kombination mit Emdogain bei der Behandlung von intraossären Defekten: ein neuartiges Behandlungsschema für chronische Parodontitis. Stomatologija, Baltic Dental and Maxillofacial Journal 2008; 10: 22-6.

31. **Newman MG, Takei HH, Klokkevold PR, Carranza FA.** Chirurgische Anatomie des Zahnhalteapparats und verwandter Strukturen. Klinische Parodontologie, zehnte Auflage, Seite 902-08

32. **Newman MG, Takei HH, Klokkevold PR, Carranza FA.** Die Lappentechnik für die Taschentherapie. Klinische Parodontologie, zehnte Auflage, Seite 937-49.

33. **Newman MG, Takei HH, Klokkevold PR, Carranza FA.** Der parodontale Lappen. Klinische Parodontologie, zehnte Auflage, Seite 926-36.

34. **Paul GT, Hemalata M, Faizuddin M.** Modifizierter Widman-Lappen und nicht-chirurgische Therapie mit Chlorhexidin-Chip bei der Behandlung mittelschwerer bis tiefer Parodontaltaschen: A comparative study. J Indian Soc Periodontal 2010; 14:252-6.

35. **Pini-prato G, Pagliaro U, Baldi C et al.** Koronal vorgeschobenes Lappenverfahren zur Wurzeldeckung. Lappen mit Spannung versus Lappen ohne Spannung: Eine randomisierte kontrollierte klinische Studie. J Periodontol 2000; 71: 188-201.

36. **Ramfjord SP und Ash MM.** Lappenchirurgie zur Wiederbefestigung und Anpassung in Parodontaltaschen. Parodontologie und Parodontologie: Modern theory and pratice, Seite 297-304.

37. **Ramfjord SP, Nissle RR.** Der modifizierte Widman-Lappen. J Periodontol 1974; 45:601-07.

38. **Rose LF, Mealey BL, Genco RJ, Cohen DW.** Plastische und rekonstruktive Parodontalchirurgie. Parodontologie Medizin, Chirurgie und Implantate, Seite 406-87.

39. **Rose LF, Mealey BL, Genco RJ, Cohen DW.** Grundsätze und Praxis der Parodontalchirurgie. Parodontologie Medizin, Chirurgie und Implantate, Seite 359-404.

40. **Santamaria MP, Suaid FF, Casati MZ et al.** Koronal positionierter Lappen plus kunststoffmodifizierter Glasionomer-Restauration zur Behandlung von Gingivarezessionen im Zusammenhang mit nicht-kariösen zervikalen Läsionen: Eine randomisierte kontrollierte klinische Studie. J Periodontol 2008; 79:621-28.

41. **Santana RB, Furtado MB, Mattos CM, de Mello Fonseca E und Dibart S.** Clinical evaluation of single-stage advanced versus rotated flaps in the treatment of gingival recessions. J Periodontol 2010; 81:485-92.

42. **Sato N.** Vermehrt die befestigte Gingiva. Parodontalchirurgie - Ein klinischer Atlas, Seite 81-125.

43.**Sato N.** Zielsetzung und Techniken der Parodontalchirurgie. Parodontalchirurgie - Ein klinischer Atlas, Seite 11-65

44. **Sato N.** Plastische Parodontalchirurgie. Parodontalchirurgie - Ein klinischer Atlas, Seite 335-436.

45.**Silvio Antonio Dos Santos Pereira und Eduardo Saba-Chujfi.** Die Entwicklung der Techniken der Parodontalchirurgie in diesem Jahrhundert. Kongress IAHD 2000.

46.**Tarnow DP.** Semilunarer koronal repositionierter Lappen. J Clin Periodontol 1986; 13:182-85.

47.**Wang HL und Greenwell H.** Chirurgische Parodontaltherapie. Parodontologie 2000.2001; 25:89-99.

48.**Jung GR.** Parodontalchirurgie: Von der Resektion zur Regeneration, 2003 Seite 1-7.

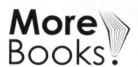
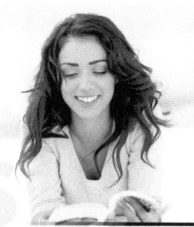

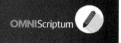